질병을 치료하는
지압 동의보감 2

신체부위편

ZUKAI YOKUWAKARU TUBO KENKOU HYAKKA
ⓒ KATSUSUKE SERIZAWA 1997
Originally published in Japan in 1997 by SHUFU TO SEIKATSUSHA CO.,
Korean translation rights arranged through TOHAN CORPORATION,
TOKYO and SHIN WON AGENCY CO., Seoul.

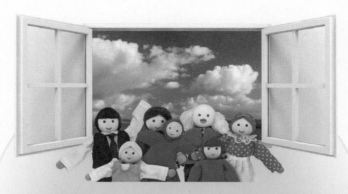

질병을 치료하는
지압 동의보감 2

신체부위편

세리자와 가츠스케 지음 | 김창환 · 김용석 편역

중앙생활사

《클릭! 미래 속으로》라는 책에서는 죽는 날까지 청춘이고 싶어하는 미래의 경향을 설명하고 있다. 점점 사람들은 건강의 중요성을 깨닫고, 단지 장수하는 것뿐만이 아니라 전반적인 삶의 질 향상을 추구하려고 하는 것이다. 즉, 그저 생존만에 가치를 두지 않고 질 높은 삶을 목표로 하여 죽는 날까지 기분 좋고 맑은 정신으로 활기찬 발걸음을 옮기고자 한다는 것이다. 이러한 추세로 인하여 최근에는 한의학, 특히 침구학에 대한 관심이 어느 때보다도 고조되고 있다.

한의학에서는 사람이 건강하게 지내는 것은 경락이 그 기능을 제대로 하고 있다는 증거라고 말한다. 만약 경락의 기능이 좋지 못한 초기나 증상이 가벼운 경우에는 자각증상 없이 병도 쉽게 치료되지만, 병세가 심할 경우에는 질병을 치료하기 어려워진다. 그러므로 질병은 반드시 초기에 치료해야 하는 것이다. 그러나 그것보다 더욱 중요한 것은 질병이 발생하기 전에 미리 예방하는 것이다. 질병을 예방하는 차원에서 지압요법의 역할은 매우 중요하다.

지압은 한의학 치료 영역 중의 하나인 일종의 자극요법으로, 여러 가지 질병을 치료하고 예방하는 효과가 있어 널리 응용되고 있다. 자극요법은 자극·흥분·전도·반응의 단계로 작용을 하게 된다. 자극은 다시 정확한 부위에 적절한 자극이 주어져야만 만족할 만한 효과를 나타낸다. 지압도 예외는 아니다. 정확한 부위와 적절한 자극이 가해지지 않은 경우에는 만족할 만한 효과를 볼 수 없을 뿐 아니라 부작용도 나타날 수 있다.

지압에서 정확한 부위란 적절한 경혈을 선택하고 정확하게 경혈의 위치를 찾는다는 것을 의미한다. 지압은 손가락을 아무 데나 적당히 눌러서 되는 것이 아니라 손가락으로 지압을 해도 효과가 있는 곳이 있고, 반대로 효과가 없는 곳이 있다. 그중에서도 효과가 많은 곳을 경혈이라고 한다.

경혈이란 기혈의 통로이며 오장육부의 반응점의 역할과 치료점의 역할을 한다. 쉽게 말해서 경혈이란 철도역과 같은 역할을 한다. 철도역은 교통의 요지에 있으며 사람의 왕래가 많은 곳으로, 주요 건물과 음식점 등이 있다. 철도에 해당하는 것을 경락이라고 하면 신체 표면에 있는 경혈은 역과 같다고 볼 수 있다.

적절한 자극이란 환자의 상태, 경혈의 위치, 질병의 상태에 따라 결정되는 만큼 간단한 기술이 아니며 무엇보다도 정성을 다해 지압을 하는 것이 중요하다.

이미 발행된 1권 〈질병 · 증상편〉에서는 질병과 증상에 따라 치료에 활용되는 주요 경혈들만 소개하였으나, 2권 〈신체부위편〉에서는 1권과 2권에 나오는 경혈 200개의 유래, 위치와 찾는 법 및 치료 효과 등의 작용에 중점을 두고 기술하였다.

아무쪼록 경혈을 통한 지압요법으로 인하여 질병을 치료함은 물론 예방하고 양생하는 데 도움을 주고 무엇보다도 건강하게 오래 사는 건강장수 프로그램에서 널리 활용되기를 기대한다.

서래마을 심의재(心醫齋)에서

김창환 · 김용석

● 이 책은 동양의학의 지압요법에서 가장 자주 이용되는 200가지의 경혈을 중심으로 하여 총 2권으로 구성되었다. 1권은 경혈을 질병과 증상별로 자세하게 해설한 〈질병·증상편〉이며, 2권은 지압요법에 대해서 좀더 자세하게 알고 싶거나 어느 부위에 어떤 경혈이 있고 이 경혈은 어떤 질병과 증상에 효과가 있는지를 알고 싶어하는 사람이라면 반드시 참조해야 할 주요 경혈 200을 수록한 〈신체부위편〉이다.

● 이 책의 가장 큰 특징으로는 가정에서도 지압요법만으로 누구나 쉽게 치료할 수 있는 질병이나 증상을 중심으로 그림과 함께 게재하였다는 점이다.

● 1권의 주요 경혈 그림에 게재된 경혈에는 1에서 200까지의 번호가 붙여져 있는데, 2권에서 설명되어 있는 경혈점의 순서대로 붙여진 번호와 일치한다. 각 경혈에 대해서 자세하게 알고 싶은 경우에는 2권의 경혈 번호를 찾아보면 쉽게 해설된 부분을 찾을 수 있을 것이다.

타이틀 --

1권 〈질병·증상편〉에서는 전신 및 신체의 부위마다 생기기 쉬운 질병과 증상, 다시 말하면 고혈압이나 불면증 등을 차례로 게재하였다. 또 2권 〈신체부위편〉에서는 1부터 200까지의 주요 경혈점을 순서대로 자세하게 설명하였다.

주요 경혈

1권에서는 각각의 타이틀에 게재된 질병과 증상에 대해서 치료 효과가 높은 경혈을 신체의 부위마다 그림으로 나타내어 더욱 쉽게 경혈점과 치료 방법을 알 수 있도록 하였다.

해설

1권에서는 차례에 거론된 질병과 증상의 구체적인 특징을 「증상」에서 설명하였고, 그에 대한 지압요법의 지침을 「치료 포인트」에 정리해 놓았다. 이 포인트를 지압하면 각 경혈에 해당하는 질병을 치료하게 되는 것이다.

치료 방법

1권에서는 주요 경혈 중에서 특히 치료에 효과가 높은 경혈에 대해서 경혈의 위치와 효능 또는 치료 시의 주의점 등을 자세하게 설명하였다.

경혈 번호

1권의 「치료 방법」에서 그림으로 설명되어 있지 않는 주요 경혈에 대한 자세한 위치를 찾는 방법이나 효능을 알고 싶은 경우에는 2권 〈신체부위편〉을 참조하기 바란다. 경혈을 찾기 쉽도록 1에서 200까지의 경혈 번호가 붙어 있는데, 이는 1권과 2권이 동일하게 표시되어 있으므로 어렵지 않게 해설된 곳을 찾을 수 있을 것이다.

그림

1권의 그림은 각 경혈을 치료하는 데 필요한 지압의 방법을 중심으로 나타낸 것이다. 경혈의 위치는 물론 시술자와 환자의 위치관계, 지압을 할 경우의 손가락 형태, 손끝이 피부에 닿을 때 어느 정도 눌러야 하는지 등을 참조하면 실제로 치료하는 데 도움이 될 것이다.

또 2권의 그림에서는 각 경혈의 위치를 찾기 쉽게 큰 사이즈로 실었으며, 경혈 해설 중의 경혈 찾는 법과 이 그림을 참고로 하면 경혈의 위치를 보다 정확하게 알 수 있다.

경혈 해설

2권에서는 이 책에 나오는 각 경혈에 대한 유래, 찾는 법, 어떤 질병과 증상에 어떤 치료 효과가 있는지 등을 알기 쉽게 해설하였다.

칼럼

1권에 각각의 질병과 증상에 관련된 내용 뒤에 지압요법 상식이나, 이미 알려져 있는 민간요법 등을 12개의 칼럼으로 필요에 따라서 정리해 놓았다.

지압상식

지압상식은 2권의 내용 부분에 삽입하였다. 처음부터 순서대로 읽어나가면 지압요법에 대해서 한층 더 깊게 이해할 수 있도록 구성되어 있다.

① 백회(百會)	㉖ 풍지(風池)	㋕ 욱중(彧中)	㋦ 복결(腹結)
② 예풍(翳風)	㉗ 풍부(風府)	㋢ 중부(中府)	㋧ 대거(大巨)
③ 각손(角孫)	㉘ 대추(大椎)	㋣ 전중(膻中)	㋨ 대혁(大赫)
④ 곡빈(曲鬢)	㉙ 후정(後頂)	㋤ 유근(乳根)	㋩ 곡골(曲骨)
⑤ 함염(頷厭)	㉚ 천유(天牖)	㋥ 유중(乳中)	㋪ 수도(水道)
⑥ 완골(完骨)	㉛ 태양(太陽)	㋦ 응창(膺窓)	㋫ 음교(陰交)
⑦ 규음(竅陰)	㉜ 영향(迎香)	㋧ 천계(天谿)	㋬ 기충(氣衝)
⑧ 이문(耳門)	㉝ 거료(巨髎)	㋨ 신봉(神封)	㋭ 풍문(風門)
⑨ 청궁(聽宮)	㉞ 관료(觀髎)	㋩ 구미(鳩尾)	㋮ 폐수(肺兪)
⑩ 두유(頭維)	㉟ 정명(睛明)	㋪ 불용(不容)	㋯ 심수(心兪)
⑪ 전정(前頂)	㊱ 동자료(瞳子髎)	㋫ 거궐(巨闕)	㋰ 대저(大杼)
⑫ 천창(天窓)	㊲ 양백(陽白)	㋬ 양문(梁門)	㋱ 신주(身柱)
⑬ 천용(天容)	㊳ 승장(承漿)	㋭ 중완(中腕)	㋲ 부분(附分)
⑭ 승령(承靈)	㊴ 사백(四白)	㋮ 장문(章門)	㋳ 백호(魄戶)
⑮ 곡차(曲差)	㊵ 지창(地倉)	㋯ 일월(日月)	㋴ 궐음수(闕陰兪)
⑯ 통천(通天)	㊶ 찬죽(攢竹)	㋰ 기문(期門)	㋵ 고황(膏肓)
⑰ 신회(顖會)	㊷ 사죽공(絲竹空)	㋱ 대맥(帶脈)	㋶ 신당(神堂)
⑱ 신정(神庭)	㊸ 인당(印堂)	㋲ 거료(居髎)	㋷ 격수(隔兪)
⑲ 염천(廉泉)	㊹ 화료(禾髎)	㋳ 오추(五樞)	㋸ 격관(隔關)
⑳ 기사(氣舍)	㊺ 대영(大迎)	㋴ 수분(水分)	㋹ 간수(肝兪)
㉑ 인영(人迎)	㊻ 객주인(客主人)	㋵ 천추(天樞)	㋺ 지양(至陽)
㉒ 천정(天鼎)	㊼ 협거(頰車)	㋶ 황수(肓兪)	㋻ 담수(膽兪)
㉓ 수돌(水突)	㊽ 하관(下關)	㋷ 관원(關元)	㋼ 비수(脾兪)
㉔ 천돌(天突)	㊾ 결분(缺盆)	㋸ 중극(中極)	㋽ 위수(胃兪)
㉕ 천주(天柱)	㊿ 수부(兪府)	㋹ 기해(氣海)	⑩ 삼초수(三焦兪)

⑩ 신수(腎兪)　　㉖ 극천(極泉)　　㉑ 양계(陽谿)　　㉑ 승산(承山)

⑩ 지실(志室)　　㉗ 협백(俠白)　　㉒ 양지(陽池)　　㉑ 비양(飛陽)

⑩ 명문(命門)　　㉘ 소해(少海)　　㉓ 양곡(陽谷)　　㉑ 축빈(築賓)

⑩ 대장수(大腸兪)　㉙ 곡택(曲澤)　　㉔ 소택(少澤)　　㉑ 삼음교(三陰交)

⑩ 소장수(小腸兪)　㉚ 척택(尺澤)　　㉕ 음렴(陰廉)　　⑱ 태계(太谿)

⑩ 관원수(關元兪)　㉛ 노회(臑會)　　㉖ 충문(衝門)　　⑱ 부류(復溜)

⑩ 상료(上髎)　　㉜ 비노(臂臑)　　㉗ 복토(伏兎)　　⑱ 곤륜(崑崙)

⑩ 차료(次髎)　　㉝ 천정(天井)　　㉘ 기문(箕門)　　⑱ 신맥(申脈)

⑩ 중료(中髎)　　㉞ 곡지(曲池)　　㉙ 혈해(血海)　　⑱ 중독(中瀆)

⑩ 하료(下髎)　　㉟ 수삼리(手三里)　㉚ 내슬안(內膝眼)　⑱ 양릉천(陽陵泉)

⑩ 양관(陽關)　　㊱ 공최(孔最)　　㉑ 외슬안(外膝眼)　⑱ 광명(光明)

⑩ 방광수(膀胱兪)　㊲ 극문(郄門)　　㉒ 양구(梁丘)　　⑱ 현종(懸鐘)

⑩ 포황(胞肓)　　㊳ 내관(內關)　　㉓ 독비(犢鼻)　　⑱ 구허(丘墟)

⑩ 중려수(中膂兪)　㊴ 열결(列缺)　　㉔ 승부(承扶)　　⑱ 여태(厲兌)

⑩ 회양(會陽)　　㊵ 음극(陰郄)　　㉕ 은문(殷門)　　⑲ 대돈(大敦)

⑩ 장강(長强)　　㊶ 온류(溫溜)　　㉖ 음곡(陰谷)　　⑲ 내정(內庭)

⑩ 운문(雲門)　　㊷ 외관(外關)　　㉗ 위중(委中)　　⑲ 태충(太衝)

⑩ 견정(肩井)　　㊸ 양로(養老)　　㉘ 위양(委陽)　　⑲ 충양(衝陽)

⑩ 견우(肩髃)　　㊹ 소충(少衝)　　㉙ 곡천(曲泉)　　⑲ 해계(解谿)

⑩ 곡원(曲垣)　　㊺ 신문(神門)　　㉚ 족삼리(足三里)　⑲ 상구(商丘)

⑩ 견중수(肩中兪)　㊻ 대릉(大陵)　　㉛ 음릉천(陰陵泉)　⑲ 조해(照海)

⑩ 견외수(肩外兪)　㊼ 태연(太淵)　　㉜ 지기(地機)　　⑲ 지음(至陰)

⑩ 견료(肩髎)　　㊽ 어제(漁際)　　㉝ 중도(中都)　　⑲ 이내정(裏內庭)

⑩ 천종(天宗)　　㊾ 상양(商陽)　　㉞ 여구(蠡溝)　　⑲ 내용천(內湧泉)

⑩ 천료(天髎)　　㊿ 합곡(合谷)　　㉟ 승근(承筋)　　⑳ 용천(湧泉)

|차 례|

가슴·복부의 경혈

등·허리의 경혈

손·어깨의 경혈

다리의 경혈

지압상식

머리·목의 경혈

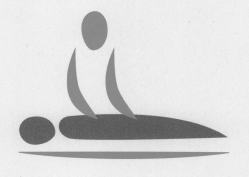

1 백회(百會)

「百」이라는 숫자는 여러 가지 또는 수가 많다는 의미를 나타낸다. 즉, 몸의 기능에 관한 여러 가지 통로가 한 곳에 모여서 만나는 장소가 머리 꼭대기에 있는 백회라는 경혈이다. 백회의 응용범위가 매우 넓고 많은 증상에 효과가 있는 것은 이런 경혈의 유래와도 관계가 있는 것이다.

[경혈 찾는 법] 머리 꼭대기에서 거의 중앙에 있다. 좌우 양쪽 귀를 앞으로 구부렸을 때 제일 끝부분에서 머리 꼭대기로 향하여 올라간 것과 좌우 미간의 중앙에서 똑바로 올라간 선이 교차되는 점을 짚으면 정확하게 머리 꼭대기 부분의 중앙인 것을 알 수 있다.

[치료 효과] 백회 경혈은 응용범위가 매우 넓으며 지압이나 뜸요법, 침요법 등에 많이 이용된다. 예를 들면 혈압의 변화나 이상으로 생기는 현기증, 앉았다가 일어날 때 생기는 어지럼증 외에도 차멀미, 숙취 등 전신 증상의 치료에 효과가 있다.

또 눈의 피로, 코 막힘 등 여러 가지 병이 원인으로 일어나는 두통이나 머리가 무거운 증상, 귀울음, 잠을 잘못 자서 어깨나 목이 결리는 증상, 탈모증의 예방, 치질 등에도 효과가 있다.

머리 꼭대기에서 똑바로 몸의 중심이 빠져나가듯이 엄지손가락으로 지압을 하는 것이 치료 요령이다. 이렇게 치료를 함으로써 정신적인 것에 영향을 받아서 일어나는 증상도 포함하여 여러 가지 병이 원인으로 일어나는 머리가 멍한 느낌이 말끔하게 치료된다.

2 예풍(翳風)

「翳」는 받치다 · 물러서다 · 눈이 침침하다 · 감추다 · 그늘 등의 의미가 있다.

「風」은 중풍을 나타내고, 중풍으로 인하여 생기는 눈이나 귀의 질환에 좋은 효과가 있는 경혈이라고 추측된다.

[경혈 찾는 법] 귓불 뒤에 있는 경혈이다. 귓불 바로 뒤에 있는 뼈의 돌출을 유양돌기(乳樣突起)라고 말하는데, 바로 그 뼈 앞에 작고 오목하게 들어간 부분의 중앙에 있다. 귓불을 뒤로 누르면 정확하게 이 경혈에 닿는다.

귀 뒤에 오목하게 들어간 부분을 손끝으로 주무르면 바로 진동이 전해지는 듯한 통증을 느끼기 때문에 비교적 찾기 쉽다.

[치료 효과] 이 경혈은 안면마비, 경련, 뺨의 부종이나 치통에 효과가 있다. 또 이것들이 원인이 되어 일어나는 목과 어깨의 결림이나 통증도 완화시켜준다.

그 외에도 난청이나 귀의 통증, 치통, 현기증, 차멀미에도 효과가 있다. 귀 주위에는 이 예풍을 비롯하여 청궁(聽宮), 각손(角孫), 규음(竅陰), 이문(耳門) 등이 모여 있다.

이들 경혈은 난청이나 귀울음에 매우 효과적이다. 중국에서는 귀가 들리지 않는 어린이들에게 이들 경혈에 침요법으로 치료함으로써 청력을 회복한다는 보고가 있다.

③ 각손(角孫)

각손의 「角」은 얼굴의 모서리를 나타낸다. 「孫」은 손자 또 그 손자의 손자로 연결된다는 의미가 있다. 각손이라는 경혈명은 얼굴의 모서리로 여러 가지 몸의 기능과 관계가 있는 경혈을 나열한 선 즉, 경락(經絡)이 몇 개 연결되어 있다는 것에서 그 유래를 찾아볼 수 있다.

[경혈 찾는 법] 귀 전체를 앞으로 구부려서 귓구멍을 막듯이 덮었을 때 귀의 가장 위에 해당하는 곳에 있다. 머리카락이 나기 시작하는 오목한 부분을 목표로 하면 쉽게 찾을 수 있다.

또는 입을 벌렸다가 다물었다가 하면 근육이 움직여서 오목한 부분이 생겼다가 다시 원래대로 돌아가는 곳이 바로 각손이라는 경혈이다.

[치료 효과] 눈병과 귓병, 치과질환에 폭넓게 사용되는 경혈이며 그 효과가 매우 뛰어나다. 또 두통이나 머리가 무거운 증상, 현기증, 앉았다가 일어날 때 생기는 어지럼증에 이 경혈을 누르면 머리가 상쾌해진다.

눈의 질환은 결막염에, 귀의 질환은 귀울음, 귀통증, 중이염 등에 매우 효과가 있다. 치과질환은 충치, 치조농루(齒槽膿漏) 등의 증상을 완화시킨다.

4 곡빈(曲鬢)

「曲」에는 구부러지다 · 굽다 · 굴절되다 · 구석 · 한쪽 끝 등의 의미가 있고 얼굴의 모서리를 나타낸다. 「鬢」은 횡모(橫毛)를 가리키는 것이다.

곡빈은 얼굴의 모서리에서 머리카락 옆에 있다는 것을 의미하며 이 경혈명은 경혈이 있는 위치가 명칭이 되는 것이다.

[경혈 찾는 법] 귀 뒤의 머리카락 뒤에 있는 경혈이다. 협골궁(頰骨弓)에서 위쪽으로 손가락 1마디에서 2마디만큼 위의 수평선이 귀 바로 옆 머리카락과 교차하는 곳에 있다. 입을 벌렸을 때에 오목하게 들어가는 부분이 생기는 곳을 기준으로서 찾는 것도 좋다.

또 귓불을 앞으로 구부렸을 때 그 앞쪽 부분으로 귀뒤 머리카락이 닿는 곳의 가장 윗부분으로 이 경혈을 찾는 방법이 있다.

[치료 효과] 머리 속 통증, 특히 혈관성 두통이나 머리가 무거운 증상에 효과가 있다. 머리의 양쪽에서 아래턱에 걸쳐서 생기는 부기나 통증도 완화시킬 수 있다. 삼차신경통, 눈의 피로를 없애고 싶을 때에도 이 경혈을 지압하면 효과가 있다.

5 함염(頷厭)

「頷」은 아래턱을 가리키는 것이고, 「厭」은 피곤하다 · 미워하다 · 가라앉다 · 누르다 등의 의미가 있다. 따라서 함염은 아래턱을 밀어 올려서 이를 깨무는 듯하면서 근육이 움직이는 곳, 다시 말하면 관자놀이를 가리키는 것이다. 한자가 지닌 의미가 그대로 경혈명이 되어 버린 것이다.

[경혈 찾는 법] 머리카락이 나는 얼굴 모서리에서부터 귀 위쪽 방향으로 선을 긋는다. 그 선상에서 이를 꽉 깨물면 얼굴 양쪽의 근육이 융기하는 곳에서 약간 아래에 있다. 흔히 말하는 관자놀이가 함염이라는 경혈점이다.

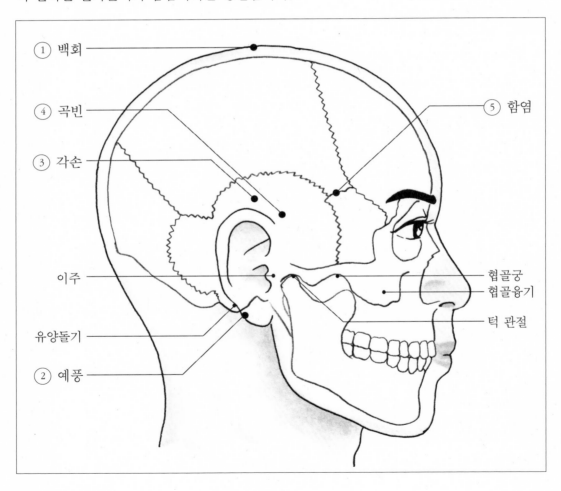

[치료 효과] 눈의 질환이나 현기증, 편두통 등에 매우 효과가 있는 경혈로서 특히 후두부의 통증을 완화시킨다.

또 귀울음이나 어린이의 경련 등의 치료에도 이용될 뿐만 아니라 안면마비나 경련, 삼차신경통, 손과 발의 통증에도 매우 효과가 있다.

6 완골(完骨)

완골의 「完」은 가정을 둘러싼 울타리를 나타내며 울타리에 빠진 곳이 없기 때문에 성실하다라는 의미를 나타낸다. 「완골이란 귀 뒤의 높은 뼈를 말한다」라고 하듯이 귀 뒤쪽의 울타리와 같은 뼈(유양돌기)를 나타내는 경혈명이라는 것을 알 수 있다.

[경혈 찾는 법] 귀 뒤에 돌출되어 있는 뼈, 유양돌기의 아래 끝 뒤쪽에 오목하게 들어간 부분의 중앙에 있다. 이 부분을 손가락으로 세게 누르면 머리 양쪽으로 전해지는 통증이 있다.

[치료 효과] 완골은 여러 가지 증상에 널리 효과가 있지만, 특히 편두통이나 현기증, 뇌충혈, 안면신경마비, 불면증 등과 같은 증상에 매우 효과가 있다.

앉았다가 일어날 때 생기는 현기증을 동반하는 머리가 무거운 증상이나 두통 치료 이외에도 머리나 얼굴의 부종, 잇몸 염증, 귀의 질환 치료에도 사용되는 경혈이다.

입의 비틀어짐, 목이나 목덜미의 통증, 가슴이 두근거리거나 숨이 차고, 목이 막혀서 통증이 생기는 증상이 있을 경우에도 이 완골을 자극하면 매우 편안해진다.

7 규음(竅陰)

「竅」는 뼈에 나있는 구멍을 말하며, 「陰」은 소음신경(少陰腎經)이라는 동양의학의 용어를 말한다. 즉 陰을 살피는 구멍이라는 것이 규음의 의미이다.

규음이라고 불리는 경혈은 다리에도 있다. 엄지발가락부터 세었을 경우에 넷째발가락 끝이 발의 규음이다.

[경혈 찾는 법] 귀 뒤에 있는 경혈로 유양돌기의 위쪽, 외이구(外耳口)에서 거의 뒤쪽으로 오목하게 들어간 곳이 규음이다.

귀 뒤쪽에 머리카락이 나는 언저리에서 약간 들어가서 동맥이 손가락으로 닿는 곳을 기준으로 하면 쉽게 찾을 수 있다. 이곳을 세게 누르면 통증이 느껴질 것이다.

[치료 효과] 머리와 눈의 통증 전반에 걸쳐서 효과가 있다. 머리의 두통에서 현기증, 앉았다가 일어날 때 생기는 어지럼증 등의 증상이 있을 때는 이 경혈을 가볍게 누르면 증상을 완화시킬 수 있다.

그 외에도 수영을 할 때 종아리에 생기는 경련이나, 목덜미의 통증에서부터 오는 귀의 질환, 귀울음, 혀에서의 출혈에도 효과가 있다.

귀의 질환에 대한 치료 효과는 이미 옛날부터 알려져 왔었고, 중국에서는 귀가 좋지 않는 어린이를 치료하는 데 이 규음 경혈이 사용되어 왔다.

또 이 경혈은 피로나 혈압의 증상 등 중년 이후의 사람들에게 흔히 나타나는 전신 증상에도 효과가 있다.

기분이 좋지 않거나 피로하기 쉬운 경우, 또는 귀가 잘 안 들릴 경우에도 이 경혈을 지압하면 증상을 완화시킬 수 있다.

8 이문(耳門)

이 경혈은 한자 그대로 귀의 문이라고 쓰여져 있듯이 동양의학에서 귓병의 원인이 된 사기(邪氣, 나쁜 기운)가 출입하는 문에 해당하는 곳이다. 귀에 대한 질병 전반에 걸쳐서 효과가 있다는 것을 이 경혈명에서도 알 수 있다.

[경혈 찾는 법] 귓구멍 바로 앞에 이주(耳珠)라는 작은 돌출이 있다. 이 이주의 바로 앞에서 약간 위쪽으로 기울어져 있는 것이 이문이다. 그 주변을 손가락으로 짚으면 협골(頰骨, 광대뼈) 아래에 턱의 관절이 있는 것을 알 수 있다.

[치료 효과] 이 경혈의 지압은 귀의 질병 전반에 뛰어난 효과가 있다. 예를 들면 귀울음, 난청, 중이염, 외이염 등에 매우 효과가 있다. 그 외에도 안면신경마비, 삼차신경통 등의 치료에도 이용되고 있다. 또 치과질환(치통)에도 효과가 있는 경혈이다.

9 청궁(聽宮)

「聽」은 문자 그대로 듣는다·확실하게 듣다라는 의미이다. 「宮」은 궁전이나 집으로 생활의 중심이 되는 집을 의미한다. 즉, 소리를 확실하게 듣는 장소의 중심부가 된다는 것이 경혈명의 유래이다.

[경혈 찾는 법] 귀 앞에 있는 작고 부드러운 돌기를 이주라고 말한다. 이 이주의 한가운데에는 오목하게 들어간 부분이 있는데, 그 부분의 약간 앞을 꾹 누르면 조금 더 오목하게 들어간다. 그곳이 바로 청궁이다.

입을 벌리면 이 지점이 오목해지기 때문에 경혈을 찾는 것은 그다지 어렵지 않다. 입을 벌렸다가 다시 닫았다가 하면 쉽게 찾을 수 있다.

[치료 효과] 귀울음, 난청에는 매우 효과가 좋은 경혈이다. 특히 매미가 우는 듯한 소리나 찡하는 금속성의 소리와 같은 귀울음을 진정시키는 데 효과가 있다.

그 외에도 귓병 전반에 걸친 질병이나 안면 근육의 병과 동반되어 나타나는 머리가 무거운 증상, 두통, 현기증, 시력 감퇴, 기억력 감퇴에도 뛰어난 효과가 있다.

이주 앞에는 청궁 외에도 이문이라는 경혈이 있지만, 이 두 가지 경혈은 귓병에 관한 질병 치료에 빠지지 않는 중요한 경혈점이다.

10 두유(頭維)

「頭」는 머리·우두머리를 말하며, 「維」는 지속되다라는 의미에서 방향이 바뀌어 모서리·구석 등의 의미를 나타낸다.

이 경혈명에서도 알 수 있듯이 머리카락이 나는 부분 즉, 머리의 모서리에 있는 경혈이라는 것을 나타내는 이름이다.

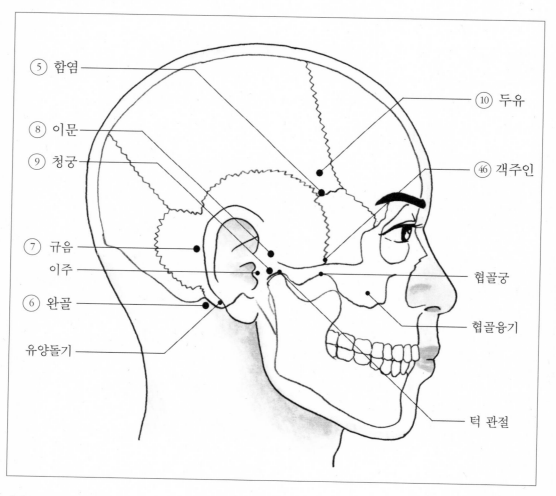

- ⑤ 함염
- ⑧ 이문
- ⑨ 청궁
- ⑦ 규음
- 이주
- ⑥ 완골
- 유양돌기
- ⑩ 두유
- ㊻ 객주인
- 협골궁
- 협골융기
- 턱 관절

[경혈 찾는 법] 이마에서 머리카락이 나는 모서리로, 객주인(客主人)이라는 경혈점 위에 위치하고 있다. 눈꼬리와 귀 사이의 중간에서 위로 올라가면 정확하게 머리가 나는 부분에 맞닿게 된다. 그곳에서 손가락 1마디만큼 머리 꼭대기 부분으로 향해서 올라가면 두유라는 경혈이 있다.

또 이마에 일부러 주름살을 만들었을 때에 가장 위의 주름살이 머리와 얼굴의 경계가 된다. 이 주름살에서 옆으로 더듬어 가면 머리카락이 나는 부분과 닿는데 이곳을 기준으로 하여 이 경혈을 찾는 방법도 있다.

[치료 효과] 두유의 주변에는 삼차신경이 지나가고 있다. 때문에 이 경혈은 삼차신경통이나 편두통에 매우 효과가 있다.

또 이 경혈은 눈병이나 피로, 시력 감퇴, 뇌충혈, 머리로 피가 올라가는 증상 등의 치료에 이용되고 있다.

지압상식 자연 이치에 입각한 동양의학과 음양오행설

지압요법에 대표되는 동양의학은 소박한 자연 이치에 입각한 것이다. 그 근본에는 자연계가 크게 음과 양의 현상으로 나눌 수 있는 것을 비롯하여 모든 현상이 음양 어느 쪽에든 속한다는 것이다.

기본이 된 「음양오행설」의 자연관

또 동양의 독특한 자연관으로서 「음양오행설(陰陽五行說)」이 있다. 이것은 자연계가 식물, 열, 토양, 광물, 액체라는 5가지의 물질로 구성되어 있는 것으로서 각각을 木, 火, 土, 金, 水라고 표현하는 것이다. 자연계의 모든 것은 이에 따라서 구성되어 있다고 간주하고 있는 것이다.

인간도 이 자연계에 속하는 소자연의 하나이고 이들 자연관이 모두 해당된다고 생각할 수 있다. 다시 말해서 몸의 장기(臟器)에도 모두 음과 양이 있고 木, 火, 土, 金, 水 중 어느 쪽에든 해당한다는 것이다.

자연계는 항상 화창한 날만 이어지는 것은 아니다. 비가 내리거나 바람이 심하게 부는 경우도 있다. 이것과 마찬가지로 인간의 몸에도 좋은 상태, 나쁜 상태가 있고 영고성쇠(榮枯盛衰)가 있다. 이런 인간의 상태를 어디까지나 자연계 현상 중의 하나의 자세로서 취하는 것이 동양의학의 기본적인 사고라는 것이다. 또 그것이 동양의학이라는 전혀 다른 독특한 시점을 만들어냈다고 말할 수 있다.

이 자연관으로부터 유래된 경혈명

지압요법으로 이용되는 여러 가지 효과가 있는 경혈은 이런 사고를 토대로 발견되어 이름이 붙어진 것이다. 경혈명에 음양의 문자가 사용되었거나 池, 丘, 泉, 谷 등의 문자가 사용된 것이다. 木, 火, 土, 金, 水의 오행 어느 쪽에 의미가 통하는 문자를 사용하는 것은 이와 같은 동양의학의 기본적인 사고에서 유래된 것이다. 또 木, 火, 土, 金, 水 각각을 차례대로 角, 徵, 宮, 商, 羽 문자를 적용한 것을 오음, 마찬가지로 靑, 赤, 黃, 白, 黑 등의 색을 적용시킨 것을 오색이라고 말하며 이들을 이용한 경혈명도 많다.

11 전정(前頂)

「頂」은 머리 꼭대기, 「前」은 백회 경혈점의 앞을 말한다. 이것은 경혈의 장소가 그대로 경혈명이 된 것이다. 후두부에 있는 후정(後頂)이라는 경혈에 대해서 「前」 즉, 앞이라는 의미도 있다.

[경혈 찾는 법] 백회에서 손가락 2마디만큼 앞으로 가면 이 경혈을 만난다. 백회라는 경혈은 머리 부분에서 거의 정상에 있는 경혈점이다. 따라서 전정은 머리 꼭대기 부분에서 약간 앞으로 나간 부분에 있다는 것이다.

[치료 효과] 감기에 의한 두통, 현기증, 얼굴 부종에 매우 효과가 있다. 머리 앞부분에 통증을 느낄 때는 좌우의 가운뎃손가락과 집게손가락을 모아서 전정에 대고 손가락 끝에 힘을 가해서 머리의 한가운데를 압력이 가해지도록 지압을 한다. 이렇게 하면 머리의 통증이 진정되고 기분이 상쾌해진다.

코가 막혀서 머리가 아플 때에도 이용되는 경우가 있다. 또 혈압이 높기 때문에 나타나는 여러 가지 증상 예를 들면 안면 충혈, 부종, 몸의 부종 등에도 효과가 있다.

12 천창(天窓)

동양의학에서는 인체를 天·地·人 3가지 부분으로 나눠서 구별한다. 이렇게 나누는 방법에 기초가 되는 천창(天窓)의 「天」은 쇄골보다 위쪽을 가리킨다. 「窓」은 창문을 말하며, 이 창으로 天(쇄골 위쪽 부분) 부분의 질병을 살며시 엿볼 수 있다는 의미가 된다.

[경혈 찾는 법] 귀 뒤쪽에 있는 뼈, 유양돌기에서 똑바로 아래로 내린 선과 결후(목 중간에 있는 갑상연골의 돌기)에서 수평으로 이어진 선이 교차하는 곳에 있다. 만지면 동맥이 손으로 느껴지는 오목하게 들어간 중앙에 있다.

[치료 효과] 일반적으로는 귓병에 좋은 효과가 있는 경혈이다. 중이염, 이하선염, 편도염의 부종, 경견완증후군(頸肩腕症候群) 등 여러 가지 증상에도 이용되고 있다.

특히 뺨이 결리거나 부종이 있을 경우나 목의 통증, 귀울음, 난청, 어깨 통증 등이 목 뒤쪽으로 전해질 경우에도 효과가 있다.

단 천창을 지압할 경우에는 갑자기 세게 자극을 하지 말고, 집게손가락이나 가운뎃손가락으로 천천히 힘을 너무 가하지 않도록 주의해 가면서 누르도록 한다. 또는 양쪽 옆에서 엄지손가락으로 지긋이 눌러도 좋다.

13 천용(天容)

「天」은 천창에서 설명한 대로 쇄골보다 위쪽 부분을 말한다. 「容」은 사물을 받아들이다 · 감싸다 · 번창하다 · 이용하다라는 의미가 있다.

따라서 천용은 귀나 목, 머리나 이 등 쇄골보다 위쪽 부분에 생기는 병의 통증을 없애는 경혈이라고 할 수 있다. 또 이 부분에 생기는 모든 병을 이 경혈 속에 감싸버린다는 의미가 된다.

[경혈 찾는 법] 귀 아래로, 아래턱의 모서리 뒤쪽에 있는 경혈이다. 유양돌기(乳樣突起, 귀 뒤쪽 뼈)에서 흉쇄유돌근(胸鎖乳突筋, 목덜미의 굵은 근육)의 앞쪽을 따라서 귀 아래 방향으로 더듬어 찾아가면 쉽게 찾을 수 있다.

[치료 효과] 목에 관한 병의 치료에 자주 이용된다. 예를 들면 목덜미가 뻐근하여 목이 잘 돌아가지 않거나, 잠을 잘못 자서 목이 아프거나, 목이 결리고 목의 통증 때문에 말하기 어려운 증상과 같은 경우에 효과가 있다.

목이 아플 때는 혼자서 귀 아래 부분의 이 경혈점 주변을 가볍게 마사지하면 매우 편안해진다. 특히 가슴의 통증, 가슴을 짓누르는 듯하여 숨 쉬기 곤란하거나 이가 아프고, 귀울음이 있거나 귀가 잘 들리지 않는 증상에도 매우 효과가 있다.

14 승령(承靈)

「靈」은 신령이 머무는 곳, 즉 심장이 있는 곳으로 사당이라고도 한다. 승령이라는 경혈명은 신령을 받든다는 의미이며, 심장 증상에 관계가 있어서 일어나는 순환기계의 증상이나 그와 동반되는 증상을 처치한다는 것을 나타내는 말이다.

[경혈 찾는 법] 좌우 눈동자에서 위쪽으로 뻗쳐진 선상에서, 머리를 측면에서 보았을 때 머리 꼭대기 부분에 있는 백회 경혈점보다도 약간 뒤쪽 아래로 내려간 곳에 있다.

[치료 효과] 뇌나 척추의 염증에서 일어나는 발열을 비롯하여 마비, 경련, 현기증, 두통 등에 매우 효과가 있다.

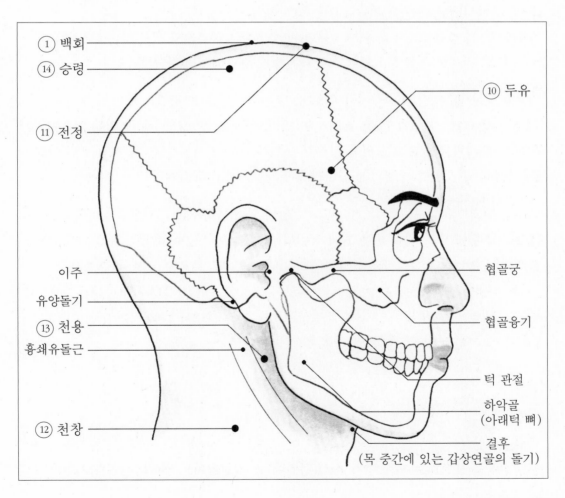

① 백회
⑭ 승령
⑪ 전정
⑩ 두유
이주
유양돌기
⑬ 천용
흉쇄유돌근
⑫ 천창
협골궁
협골융기
턱 관절
하악골
(아래턱 뼈)
결후
(목 중간에 있는 갑상연골의 돌기)

그 외에도 감기에 의한 오한이나, 두통, 코피, 코막힘, 천식의 치료에도 이용되고 있으며 탈모 방지를 위해서 두피를 자극할 경우에도 이 경혈 주변은 매우 중요한 포인트가 된다.

15 곡차(曲差)

「曲」은 구부리다·구부러지다·일그러지다라는 의미에서 와전되어 한쪽 끝·구석·모서리를 나타낸다. 또 「差」라는 글자는 교대하다·다르다라는 의미가 있다.

곡차라는 경혈명은 편평한 이마에서 앞머리가 나는 부분으로 구부러진 높낮이의 차이가 있는 곳, 앞 머리카락에 있는 경혈이라는 장소를 나타내는 것이다.

[경혈 찾는 법] 미간의 중심에서 위로 올라간 선상이며, 머리카락이 나는 부분에 바로 신정(神庭)이라는 경혈이 있다. 곡차는 이 신정에서 손가락 2마디만큼 바깥쪽에 위치하고 있다. 머리카락이 별로 없어서 머리가 나는 부분이 어디인지 잘 알 수 없을 경우에는 일부러 앞 머리부분에 주름살을 만들어 보면, 주름살의 가장 윗부분과 두피의 경계선을 머리카락이 나는 부분이라고 한다.

[치료 효과] 콧병에 매우 좋은 효과가 있다. 예를 들면 만성비염이나 알레르기성 비염, 축농증에 의한 코막힘과 비폐색(鼻閉塞)에 효과가 있다. 코피나 코에 관한 치료에도 이 경혈을 사용한다.

특히 코막힘 치료에는 곡차 외에도 천주(天柱), 풍지(風池), 영향(迎香), 통천(通天) 등을 함께 치료에 이용하면 훨씬 효과가 좋다.

그 외에도 시력장애나 안저출혈(眼底出血), 두통, 고혈압에도 효과가 있다.

16 통천(通天)

통천의 「通」은 통한다·닿다가 와전되어 열다·관통하다·지나가다라는 의미가 되었다. 「天」은 쇄골보다 위쪽을 나타내는 天부분으로 정상·정점의 머리를 말한다. 즉 天부분을 모두 통하는 구멍이라는 것이 바로 통천의 경혈명에 대한 유래이다.

경맥(經脈)은 이 통천에서 머리 꼭대기로 통하여 뇌 속을 순환한다고 말하고, 통천이라는 경혈명은 그 기능에 잘 맞는 것으로 나타낸 것이다.

[경혈 찾는 법] 머리 꼭대기에 있는 백회 경혈에서 약간 앞쪽으로 양쪽에 있다. 또는 미간의 중심선을 위로 뻗치고 그 양쪽에서 손가락 1마디만큼 떨어진 곳에서 발견할 수 있다. 머리카락이 나는 부분에서는 손가락 4~5마디만큼 뒤쪽에 있다.

[치료 효과] 매우 응용범위가 넓은 경혈로 여러 가지 치료 효과가 있다. 특히 목 부분에 혹모양의 종기가 생겼을 때, 콧속에 종기가 생겼을 때, 콧물에 의해서 코가 막혔을 경우에는 이 경혈을 지압하면 매우 효과가 좋다.

그 외에도 두통이나 머리가 무거운 증상의 치료에도 자주 이용된다. 그 중에서도 편두통에는 특히 좋은 효과가 있고, 후두부에서 목덜미에 걸쳐서 뻐근한 증상을 푸는 데도 매우 효과적이다.

또 탈모나 원형탈모증, 뇌졸중이 원인으로 일어나는 안면마비의 치료에도 이용된다.

17 신회(顖會)

[경혈 찾는 법] 좌우의 미간을 중심으로 머리 꼭대기를 향하여 머리의 정면에 선을 긋는다. 이 선상을 중심으로 보아 머리카락이 나는 부분부터 손가락 3마디만큼 위로 올라간 곳에 신회가 있다.

그 외에 다른 경혈을 기준으로 해서 찾는 경우에는 머리 꼭대기에 있는 백회 위치에서 머리의 정면을 통하는 선을 이마쪽으로 향하여 손가락 3마디만큼 내려간 곳을 목표로 하면 쉽게 찾을 수 있다.

[치료 효과] 뇌빈혈에 의한 현기증, 앉았다가 일어날 때 생기는 어지럼증, 피가 머리로 몰리는 증상, 또는 이러한 증상으로 인하여 코피가 나는 것을 치료하는 데 이용된다.

또 얼굴의 부종이나 두통, 머리가 무거운 증상 외에도 코막힘 등 머리 부분이나 안면에 나타나는 여러 가지 증상을 완화시킨다.

18 신정(神庭)

신정의 「神」은 정신적인 신을 나타내며, 「庭」은 문자 그대로 정원을 의미한다. 따라서 이마에서 머리카락이 나는 부분에 위치하고 있으며 정신이나 정서를 안정시키는 데 효과

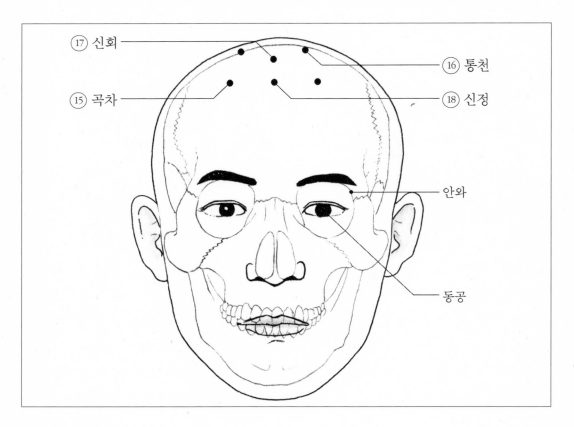

⑰ 신회
⑯ 통천
⑮ 곡차
⑱ 신정
안와
동공

가 있는 경혈이라는 의미를 지니고 있다.

[경혈 찾는 법] 미간의 중심선을 위로 뻗친 선상에서, 머리카락이 나는 바로 윗부분에 있다. 머리카락이 나는 부분을 잘 알 수 없는 경우에는 이마에 주름을 만들고 이 주름의 가장 윗주름과 두피의 경계선을 머리카락이 나는 부분으로 생각하면 좋을 것이다.

[치료 효과] 만성비염, 축농증 등 콧병을 비롯하여 두통, 현기증, 간질에 효과가 있다. 또 눈썹 위가 아프거나 위를 쳐다볼 수 없는 경우, 의식을 잃었을 경우에도 이 경혈을 자극하면 매우 효과적이다.

19 염천(廉泉)

「廉」이라는 것은 깨끗하다 · 모서리 · 측면 · 구석이라는 의미가 있으며, 「泉」은 샘물 · 물의 근원이라는 것이다.

따라서 염천은 아래턱과 목 사이의 구석에 있고, 샘물과 같은 기운(에너지)이 용솟음치는 곳이라는 의미를 나타내고 있다.

[경혈 찾는 법] 목 앞부분에 있는 경혈이다. 목의 한가운데 선과 목덜미 바로 앞의 옆주름살이 교차하는 곳을 짚으면 된다. 여기를 손가락으로 누르면 혀의 뿌리를 느낄 수가 있는데 너무 세게 누르면 안 된다.

[치료 효과] 혀에 관한 질병에 매우 효과가 있는 경혈이다. 설염(舌炎)을 비롯해 혀의 지각이상이나 운동마비, 혀가 꼬부라져서 이야기하기 어려운 증상, 혀의 뿌리가 갑자기 수축하여 말이 나오지 않는 증상, 혀가 둥글게 되어 군침이 흐르는 등의 증상에 효과가 있다.

또 후두염, 편도염, 기관지염 등에 의한 기침이나 천식을 진정시키는 데도 사용된다. 그 외에도 히스테리성 실어증, 쉰 목소리, 타액분비 과다의 치료에도 효과가 있다.

20 기사(氣舍)

기사의 「氣」는 나쁜 기운을 나타내며, 「舍」는 집·머물다라는 의미이다. 따라서 나쁜 기운이 여기에 머물러 있고 모여있다는 의미가 된다.

나쁜 기운이라는 것은 동양의학에서 병의 원인이 되는 것을 나타낸다. 그 중에서도 이 기사에 모여있다는 나쁜 기운은 위장병 등 위에 관한 병이기 때문에 기사는 위를 치료하는 데 자주 이용된다.

[경혈 찾는 법] 목덜미의 가장 아래로 내려가면 흉골이라는 오목하게 들어간 곳이 있다. 이 오목한 부분에서 양쪽으로 손가락 2마디만큼 떨어진 곳에 있다.

이 경혈은 쇄골이 시작되는 위쪽 부분에 있기 때문에 목을 옆으로 돌렸을 경우, 돌린 측면에 생기는 가늘고 깊이 오목하게 들어간 부분을 기준으로 찾는 것도 가능하다.

[치료 효과] 목의 통증, 목의 종기나 부종, 어깨에서 목에 걸쳐서 결리거나 목덜미가 뻐근한 증상에 효과가 있다. 또 기사는 위장의 기능과 관계가 깊은 림프절에 가깝기 때문에 위장의 상태가 나쁠 경우에 일어나는 여러 가지 증상에 매우 효과가 있다.

특히 기사가 있는 곳에서는 미주신경(迷走神經)을 자극하여 위의 상태를 좋게 해줄 수 있다. 위의 트림이나 불쾌감, 구역질, 구토, 명치 부분의 통증 등의 증상이 있을 경우에 이 경혈을 자극하면 미주신경이 자극되어 증상을 완화시킬 수 있다.

이뿐만 아니라 기사는 만성적으로 위가 약한 사람의 치료나 딸꾹질을 할 때에도 사용되고 있다.

21 인영(人迎)

「人」은 글자 그대로 사람을, 「迎」은 맞이하다·마중하다라는 의미이다. 인영은 몸의 중심에 흐르는 에너지 통로(경락) 중의 몇 개가 만나서 교차하는 곳을 의미한다.

[경혈 찾는 법] 목덜미에서 좌우 양쪽으로 손가락 2마디만큼 떨어진 곳에 있다. 여기에 손가락을 대면 강한 맥박을 느낄 수 있다. 이 맥박은 인영의 맥박이라고 불리는데, 사람에게 생기는 병의 정도를 나타내는 매우 중요한 맥박이다.

[치료 효과] 천식, 만성 관절 류머티즘, 고혈압, 제왕병(통풍), 황달, 만성적인 기관지 증상에 효과가 있다. 또 신경성 심계항진증(心悸亢進症), 협심증, 위경련, 담석증에 의한 통증, 현기증, 결절성홍반(結節性紅斑) 등의 치료에도 자주 사용되고 있다.

특히 인영은 여성에게 많은 갑상선의 기능이 높아져서 생기는 교본병(橋本病)이나 혈압을 내리는 데 효과가 있다.

22 천정(天鼎)

「天」은 인간의 몸 위쪽 다시 말해서 쇄골보다 윗부분을 나타내고, 「鼎」은 3개의 다리를 가진 향을 피우는 용기를 나타내는 말이다.

천정은 흉쇄유돌근과 승모근과 쇄골로 만들어진 삼각형에서 오목하게 들어간 부분의 중심에 있는 경혈이다. 이 경혈명은 天의 생기가 몸속으로 들어가는 삼각형의 중심에 있는 경혈이라는 것을 나타낸다.

이 경혈이 있는 흉쇄유돌근의 안쪽에는 심장과 머리를 연결하는 혈관이나 신경이 많이 통과하고 있으며 사람 몸속에서도 매우 중요한 부분이다.

[경혈 찾는 법] 목옆 부분으로 흉쇄유돌근 아래쪽 가장자리 부분에서 찾을 수 있다. 또 결후의 높이에서 엄지손가락 길이만큼 내려간 곳이 천정이다.

[치료 효과] 편도염에 의한 목의 통증이나 부종, 목이 메이는 증상, 목소리가 나오지 않고, 숨 쉬기 곤란한 증상 등을 완화시켜 주는 효과가 있다. 치통, 손의 저림과 통증의 치료에도 사용되며, 목이 뻣뻣한 증상에도 엄지손가락으로 이곳을 지압한다.

또 이 경혈은 혈액순환을 조절하는 장소로 알려져 있고, 고혈압으로 혈액순환에 이상이 있을 경우 경혈 주변의 응어리나 결림 등을 제거함으로써 고혈압의 치료에 효과가 있다. 단 너무 세게 누르지 않도록 주의해야 한다.

23 수돌(水突)

「水」는 물, 경수(經水)를 의미한다. 동양의학에서는 이 부분에 경수가 차면 천식, 기관지염을 일으키고 기침이나 담 증상이 나타난다고 한다. 「突」은 찌르다 · 뚫고 나간다는 의미이며, 여기에서는 후두융기(喉頭隆起)를 가리킨다.

따라서 수돌이라는 경혈명은 후두융기의 옆에 있고, 기관지염이나 천식 등의 증상에 효과가 있는 경혈이라는 의미가 된다.

[경혈 찾는 법] 목의 흉쇄유돌근 양쪽 부분으로, 목덜미에서 비스듬하게 아래에 있다. 목덜미와 쇄골의 중간 높이로 다른 경혈 위치를 기준으로 찾을 때는 인영의 아래, 기사의 위쪽에서 찾을 수 있다.

[치료 효과] 기침이 나서 얼굴이 붉어지는 증상, 목이 붓거나 숨 쉬기 곤란한 증상에 매우 효과가 있는 경혈로 알려져 있다. 또 목의 상태가 나빠서 목소리가 걸걸하며 잘 나오지 않는 경우나 기관지염 · 인두염 · 후두염 · 천식에 의한 목의 부종과 통증 치료에도 효과가 있다.

24 천돌(天突)

「天」은 쇄골보다 위쪽의 天부분을 가리킨다. 「突」은 뚫다 · 구멍 속에서 갑자기 나온다 · 갑자기 나타난다는 의미이다. 따라서 천돌은 이제까지 체내에서 움직이던 몸의 기능에 관계가 있는 경혈의 통로가 목 부분에서 오목하게 들어간 중앙에 갑자기 나타난 장소

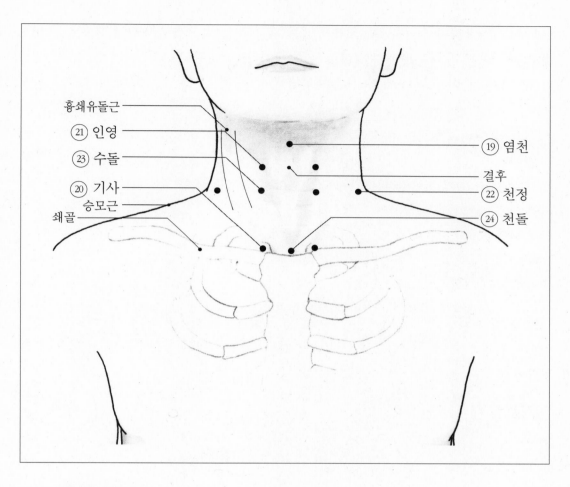

흉쇄유돌근

㉑ 인영

㉓ 수돌

⑳ 기사

승모근

쇄골

⑲ 염천

결후

㉒ 천정

㉔ 천돌

라는 것을 의미한다.

[경혈 찾는 법] 목덜미에서 손가락을 아래로 향하게 하면 좌우의 쇄골 안쪽에 오목하게 들어간 부분이 있다. 그 오목하게 들어간 부분의 한가운데가 천돌이다.

[치료 효과] 목의 통증이나 저림, 목소리가 나오지 않는 증상, 음식물을 삼키기 어려운 경우, 목소리가 나오지 않을 정도로 숨 쉬기 곤란한 천식 등의 증상에 효과가 있다.

천돌은 일반적으로 인후염에 효과가 있는 경혈이며, 여러 가지 병의 원인으로 일어나는 기침이나 담에 매우 효과가 있다.

목이 말라서 아릿한 증상이나, 따끔따끔한 통증, 담이 걸리는 증상에 효과가 있는 경혈이다. 가벼운 증상이면 침을 사용해도 좋고 혼자서 집게손가락을 열쇠모양으로 구부려서 이 경혈을 아래로 향하여 꾹 누르기만 해도 편안해진다.

천돌을 누르면 목 안에서 턱 아래에 걸쳐서 통증이 전해진다. 단 목의 경혈은 너무 세게 누르면 숨 쉬기 곤란해지는 경우가 있으므로 힘의 가감에 주의를 해야 한다.

그 외에 딸꾹질을 진정시키는 경우에도 사용된다.

25 천주(天柱)

「天」은 쇄골에서 윗부분으로 머리 부분을 의미한다. 「柱」란 대흑주라는 의미에서 나타나듯이 가장 중요한 곳을 나타낸다. 따라서 천주라는 경혈명은 머리 부분에서 중요한 경혈점인 것을 나타내고 있다.

[경혈 찾는 법] 목 뒤쪽 한가운데 부분에 뼈가 오목하게 들어가 있는 부분에서 그 양쪽에 승모근이라는 굵은 근육 2개가 세로로 불쑥 튀어나와 있다. 천주는 그 근육 상단 좌우 양쪽의 바깥쪽에 있다. 승모근의 상단 위치를 잡는 것은 머리카락이 나는 부분을 기준으로 하면 된다.

[치료 효과] 머리 부분의 모든 질환은 물론 전신 상태를 회복하는 데 도움이 되는 경혈이다. 중년 이후 사람의 혈압 안정에 매우 효과가 있다.

갑작스러운 열로 땀이 날 경우나 현기증, 두통, 눈의 피로, 목 뒤쪽이나 어깨가 결릴 경우 등에는 이곳을 자극하면 치료가 빠르다.

또 나른하고, 쉬 피곤하거나 상기되거나, 차갑고 또는 저혈압, 고혈압, 숙취, 멀미 등의 전신 증상에도 뛰어난 효과가 있다.

특히 만성비염·축농증에 의한 코막힘, 코피, 귀울음, 교통사고로 인한 후유증으로 나타나는 두통이나 마비 증상, 잠을 잘못 자서 생기는 뻐근함, 부종, 신장병 치료에 사용되는 등 매우 응용범위가 넓은 경혈이다.

목은 머리와 몸을 연결하는 혈관이나 신경의 통로이기 때문에 그 부분에 있는 천주를 자극하면 심신의 여러 가지 증상을 완화시키는 데 도움이 된다. 이 경혈을 누르거나 주무르는 것에 따라서 머리 부분의 혈액이 촉진되고, 머리가 멍한 듯한 불쾌감을 말끔하게 해준다.

26 풍지(風池)

풍지는 「감기에 걸려서 나쁜 기운이 체류한다」라고 말하는 경혈이다. 동양의학에서 말하는 나쁜 기운이라는 것은 병의 원인이 되는 것으로 寒·暑·風·溫·熱·燥·火 등 7가지가 있다. 그 중에서 風의 나쁜 기운 즉 「감기」가 몸속으로 들어가서 연못과 같이 고여서 모인 곳이 풍지라는 것이다.

이 경혈은 중풍에 매우 효과가 있고 풍부(風府), 풍문(風門)과 함께 감기에는 특효 경혈이기도 하다.

[경혈 찾는 법] 목 뒤쪽에 머리카락이 나는 부분에 승모근이라는 2개의 굵은 근육의 바깥쪽에서 약간 떨어져서 오목하게 들어간 부분에 있다. 그 외의 경혈을 기준으로 하여 찾아본다면 천주보다 약간 위의 바깥쪽에 있다고 할 수 있다. 손가락으로 주무르면 귀 뒤쪽에서 머리 양쪽에 걸쳐서 통증이 전해진다.

[치료 효과] 감기에 걸려서 머리가 아프거나 뒷목이 결리고, 몸의 마디마디가 아프거나 열이 나며 기침이 너무 심하고 나른한 증상 등 여러 가지 감기 증상에 대해서 매우 효과적인 경혈점이다. 대부분의 감기는 풍지를 자극하면 치료된다고 말할 정도로 효과가 좋다.

여러 가지 감기 증상뿐만 아니라 현기증이나 숙취, 멀미 등의 전신 증상이나 눈의 피로에도 뛰어난 효과가 있다.

그 외에도 원형탈모증, 월경곤란증, 월경통, 잠을 잘못 자서 결리는 증상의 치료에 사용되고 있다. 또한 이 경혈은 머리나 가슴에서 생기는 여러 가지 증상에도 널리 활용되고 있다.

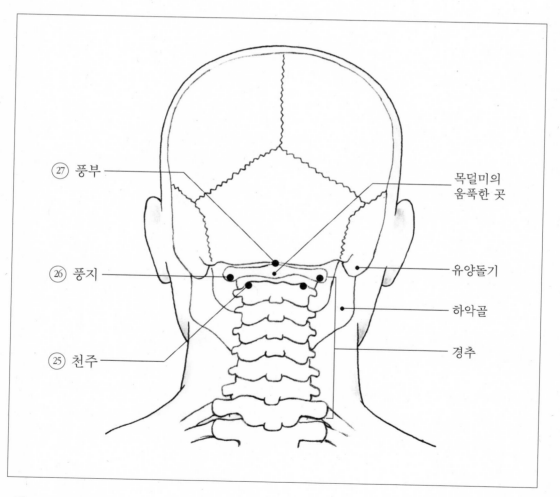

27 풍부(風府)

「風」은 동양의학에서 병의 원인이라고 말하는 나쁜 기운 중의 하나이며, 「府」는 곳간·수도·모이는 장소를 의미한다. 다시 말하면 風의 나쁜 기운 즉, 감기가 여기에 모여 있다는 것을 나타낸다.

풍부는 설본(舌本), 귀침(鬼枕), 귀혈(鬼穴) 등의 다른 이름으로도 불린다. 鬼자가 붙는 경혈은 몸의 기능이 너무 흥분되었을 때 그곳을 치료하여 조절하면 효과적이다.

[경혈 찾는 법] 후두부의 중심선으로, 머리카락이 나는 부분에서 위쪽으로 손가락 1마디만큼 올라간 부분이 풍부이다. 목덜미의 움푹한 곳 위쪽을 누르면 아픈 곳이다.

[치료 효과] 두통이나 머리 무거움증, 전신의 나른함, 재채기, 콧물, 코막힘, 발열, 오한 등 감기로 인해서 일어나는 여러 가지 증상을 완화시키는 경혈이다.

동양의학에서는 감기의 원인인 風의 나쁜 기운은 먼저 등의 풍문(風門)으로 들어가서 목의 풍지(風池)에 모인다고 본다. 그것이 더욱 진행되면 풍부(風府)에 모이고 마지막으로는 뇌 속으로 들어가서 뇌신경으로 침투한다는 것이다.

따라서 풍부에서 확실하게 감기를 치료하지 않으면 큰 일이 생긴다는 것이다. 그 외에도 코피나 축농증, 코의 염증 등 코에 관한 질환, 두통, 뇌출혈, 고혈압에도 매우 효과가 좋은 경혈이다.

28 대추(大椎)

대추라는 것은 큰 척추를 의미하며 경추의 7번째에 있는 뼈를 가리킨다. 「大」에는 소중하다·위대하다·중요하다 등의 의미가 있다. 다시 정리해 보면 대추는 척추의 중요한 곳에 있는 경혈이라는 것이다.

[경혈 찾는 법] 머리를 약간 앞으로 구부리고 어깨를 움직이지 않고 머리를 천천히 좌우로 흔들면 목뒤의 한가운데에 움직이는 돌기와 움직이지 않는 돌기가 있다는 것을 알 수 있다.

이렇게 움직이는 돌기가 경추이며, 그 가장 아랫부분(제7경추 하단)에 있는 것이 대추이다. 알레르기 체질인 사람은 이 경혈의 자극을 특히 민감하게 느낀다.

[치료 효과] 구토, 코피, 목이나 어깨 결림에 효과가 있다. 특히 목에서 어깨에 걸쳐서 결리는 듯한 느낌이 심할 경우에는 대추를 중심으로 하여 지압이나 마사지를 하면 효과적이다. 대추를 너무 세게 누르지 말고 그 양옆을 세게 누르는 것이 포인트가 된다.

또 편두통, 습진, 두드러기, 여드름, 부스럼, 치질, 코감기, 위장장애, 천식 등에도 매우 효과가 있으며 탈모나 원형탈모증, 어린이 천식·허약한 체질의 치료에도 이용되는 경혈이다.

29 후정(後頂)

「後」는 뒤, 「頂」은 받다·정상의 의미를 지니고 있다. 즉, 머리 꼭대기의 뒷부분이라는 장소를 나타내는 것이다. 전정(前頂)이라는 경혈에 비해서 「後」라는 의미도 있다. 또 교충(交衝)이라고도 말한다.

[경혈 찾는 법] 머리 꼭대기 경혈인 백회의 바로 뒤쪽으로, 손가락 2마디만큼 뒤에 있다. 백회는 좌우의 귀를 앞으로 구부리고, 그 위쪽에서 머리 꼭대기를 향하여 똑바로 올라간 선과 미간에서 똑바로 올라간 선이 교차하는 점이 머리 꼭대기가 된다.

[치료 효과] 일반적으로 머리 부분 전체에 관한 여러 가지 증상에 효과가 있는 경혈이다. 머리 꼭대기 부분의 두통이나 결림, 오한, 현기증 등의 치료에도 자주 이용된다.

30 천유(天牖)

「天」은 쇄골에서 윗부분을 나타내는 말이며, 「牖」는 창이라는 의미이다. 천유라는 경혈명은 하늘의 창이라는 의미가 된다.

따라서 천유는 머리 부분에서 목 부분에 걸쳐서 생기는 여러 가지 질환에 대해서 효과를 나타내는 경혈인 것이다.

[경혈 찾는 법] 귓불의 뒤쪽에 있는 유양돌기라는 뼈의 돌출에서 비스듬하게 아래에 있

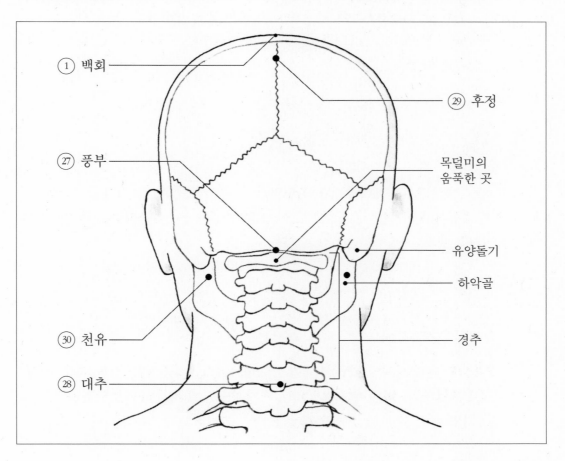

다. 유양돌기의 아래에는 흉쇄유돌근이라는 근육이 붙어있고, 목을 좌우 어느 쪽으로 기울여도 유양돌기 아래로 만지면 근육의 부착부를 알 수 있다. 이 부착부분의 뒤쪽 부분을 손가락으로 만지면서 찾으면 잘 찾을 수 있을 것이다.

[치료 효과] 두통, 머리의 무거움증, 얼굴의 부종이나 통증, 목이 뻐근해서 돌릴 수가 없는 증상, 치통, 눈이 아픈 증상 등 여러 가지 증상이 있을 때에는 효과를 발휘한다.

특히 돌발성 난청, 시력 감퇴, 꿈을 꿔서 피곤함, 자주 넘어짐, 안색이 나쁘거나 핼쑥해지거나 생기가 없는 증상에도 효과가 있다.

이 경혈은 귀의 유양돌기에 흉쇄유돌근이 부착되어 있는 부분 바로 뒤쪽에 있기 때문에 목의 통증에 특히 효과가 있고, 목이 한쪽으로 약간 기울어지거나 목 뒤쪽이 뻐근한 증상에도 매우 효과적이다.

 오행설에서 생겨난 오장육부

동양의학에서는 음양오행의 자연관을 인간의 몸에 적용하고 있다. 이것에 의하면 음은 조용하고 정적인 것 즉 여성을 나타내며, 양은 움직이는 것 즉 동적인 것으로 남성을 말하는 것이다.

몸의 바깥 부분에 대해서도 손바닥이나 발바닥 등 안쪽의 정적인 부분을 음, 손등이나 발등 등 바깥쪽의 동적인 부분을 양이라고 한다. 몸속 부분에서는 생명을 이어가는 주체가 된 「臟」이라는 것에 木, 火, 土, 金, 水의 오행을 각각 적용하고 있다.

구체적으로 말하면 자연계의 木은 간장에 해당되고, 火는 심장에 해당되고, 土는 비장에 해당되고, 金은 폐에 해당되고, 마지막으로 水는 신장에 해당된다는 것이다. 그리고 이 肝, 心, 脾, 肺, 腎臟을 오장(五臟)이라고 부르는 것이다.

장부(臟腑)의 조합으로 생명을 유지

그러나 인간의 생명 활동은 오장뿐만 아니라 이것을 돕는 존재가 갖추어져야 비로소 순조롭게 진행된다. 그 돕는 존재가 되는 것이 「腑(내장)」라는 것이다. 다시 말하면 臟과 腑의 콤비가 조화를 이루는 것이 생명을 유지시킨다는 것이다.

예를 들면 간장에 대한 내장은 쓸개라는 것으로, 「간담상조(肝膽相照)」라는 속담은 이런 곳에서 나온 말들이다. 그 외에도 심장에 대한 내장은 소장, 비장에 대한 것은 위, 폐에 관한 것은 대장, 신장에 대한 내장은 방광이 되는 것이다.

현대의학의 장기명(臟器名)은 동양의학에서 유래

간의 장, 비의 장 등이라는 것은 바로 현대의학에서 말하는 간장, 비장 그 자체로 해석되기 쉽다. 그러나 동양의학에서 말하는 장부와 현대의학에서 말하는 내장은 명칭이 같은 문자를 사용한다고 해서 모두 같은 것은 아니다.

외국의 현대의학 책이 국내에 번역되면서 처음부터 그 용어는 동양의학에서 사용되던 것을 그대로 번역하였기 때문에 장부와 내장에는 같은 용어를 사용하게 된 것이다.

얼굴의 경혈

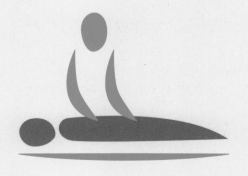

31 태양(太陽)

중국에서 개발된 새로운 경혈로서, 눈의 증상에 효과가 있고 태양과 같이 이름 그대로 눈을 맑게 해준다는 것에서 유래되었다.

[경혈 찾는 법] 눈썹 바깥쪽 끝과 눈꼬리 바깥쪽 사이의 한가운데 정도에 있는 경혈이다. 관자놀이에서 눈꼬리 방향으로 손가락을 눕혀서 미끄러지듯이 댈 때 약간 오목하게 들어간 부분을 목표로 하여 찾는 것이 좋다.

[치료 효과] 피로함에 의한 눈의 통증, 충혈 등 눈의 여러 가지 증상을 완화시켜 주는 효과가 있는 경혈이다. 그 중에서도 눈의 피로가 원인으로 눈 속이 아플 때, 물건이 침침하게 보일 때, 눈이 부시다는 느낌이 들 때, 눈이 촉촉해지는 등의 증상에 매우 효과가 있다.

이 경혈을 손가락 끝으로 작은 고리(원)를 그리듯이 주무르면서 누른다. 그러면 문자 그대로 태양이 비치듯이 눈이 맑아지고 기분도 상큼해진다. 지압의 요령은 처음에는 가볍게 누르고 천천히 힘을 가하지만 마지막에는 꾹 눌러주는 것이 좋다.

32 영향(迎香)

「迎」은 맞이하다 · 만나다는 것을 의미하고, 「香」은 냄새 · 향기 · 향기롭다는 의미를 지니고 있다. 이 글자에서 나타나듯이 영향이라는 경혈은 냄새를 맡는 코에 관한 증상에 효과가 있는 경혈로서 치료에 이용되고 있다는 것을 알 수 있다.

또 여기에서 말하는 「香」은 중국의 고전에 기초를 두어 위(胃)라는 의미가 있다. 따라서 영향은 동양의학에서 말하는 「위의 내장」 기능에 관계하는 위경(胃經)이라는 경락에 속한다는 것을 알 수 있다.

[경혈 찾는 법] 코의 양옆, 콧방울을 벌렸을 때 바로 그 옆에 해당되는 부분이 영향이라는 경혈이다.

엄지손가락과 집게손가락으로 아무 생각 없이 코를 잡았을 때에 닿는 작고 오목하게 들어간 부분을 기준으로 하여 찾는 것이 좋다.

[치료 효과] 코의 여러 가지 증상을 완화시키는 효과가 있다. 예를 들면 콧물, 코막힘, 코피에 좋은 효과가 있고 코막힘이 심해서 숨을 쉬기 곤란하거나 냄새를 맡기 힘들 경우에 치료하면 효과가 있다.

이 경우 좌우 경혈을 양 손가락으로 동시에 약간의 힘을 가해서 누르는 것이 요령이다. 이렇게 함으로써 코가 잘 통할 수 있게 되어 후각이 회복된다. 따라서 병명으로 말하면 만성비염, 급성비염, 축농증 등에 효과가 있다는 것이다.

그 외에도 안면의 신경에 관한 증상에도 효과가 있고, 콧방울 옆에 경련이 있을 때나 얼굴의 신경통으로 통증이 심할 경우 등의 치료에도 보다 자주 이용된다.

33 거료(巨髎)

「巨」는 거분(巨分)을 나타낸다. 거분이란 비순구(鼻脣溝, 코 양쪽에서 입의 모서리까지의 홈)를 말한다. 또 「髎」는 뼈의 모서리 · 말의 등뼈 · 요철 · 솟아오르다 · 뛰어나가다는 의미로 여기에서는 거분의 모서리에 있는 홈 부분을 말한다.

2개의 한자 의미를 종합하면 거료라는 경혈명은 거분의 모서리에 있는 홈 부분의 중요한 곳이라는 의미가 된다.

[경혈 찾는 법] 코의 양옆에 있다. 콧구멍의 높이에서 수평선을 긋고 그 수평선과 눈동자에서 똑바로 아래로 내린 선이 교차하는 곳을 찾는다. 콧구멍에서는 대략 손가락으로 1마디만큼 바깥쪽에 위치하고 있다.

[치료 효과] 코막힘이나 콧물, 코피에 효과가 있다. 코의 염증, 눈의 질환, 치통, 잇몸 염증, 축농증, 삼차신경통, 안면마비나 경련 등의 치료에 자주 사용된다.

34 관료(觀髎)

「觀」은 광대뼈를 말하며, 「髎」는 모서리를 나타낸다. 즉, 관료란 광대뼈 융기의 모서리라는 의미가 되고 장소를 나타내는 경혈명이다.

[경혈 찾는 법] 광대뼈의 융기 바로 아래에 있다. 잘 알 수 없을 경우에는 눈꼬리 끝의 바깥쪽에서 아래로 똑바로 내린 선과 코 끝에서의 수평선이 교차하는 곳을 기준으로 찾는다.

또는 광대뼈의 아랫부분을 손가락으로 위로 올려보면 통증이 느껴지는 곳이 바로 관료 경혈이다.

[치료 효과] 윗니의 통증, 뺨의 부종, 눈의 황달, 안정피로(眼精疲勞, 정상적인 사람보다 빨리 눈의 피로를 느끼는 상태) 등에 효과가 있다. 이 경혈은 삼차신경의 제2지나 안면신경 협근지(頰筋枝) 등이 통하고 있기 때문에 안면신경마비, 안면경련, 삼차신경통, 급성 비염 등의 치료에도 사용된다.

또 관료는 미용에도 효과가 있는 경혈로 알려져 있다. 얼굴의 미용에 가장 신경이 쓰이는 것은 이마에 생기는 주름살, 눈 밑의 작은 주름 등이다. 몸속에서 얼굴 피부만이 근육 조직으로 뒤엉켜져 있고 일체화되어 있다. 그렇기 때문에 근육이 늘어지는 것은 바로 피부가 늘어지는 원인이 되어 주름살이 생기는 것이다.

따라서 날마다 이 경혈을 중심으로 손가락 끝으로 가볍게 마사지를 하면 탱탱한 피부를 유지할 수 있다.

35 정명(睛明)

정명의 「睛」은 눈동자를 말하며, 「明」은 밝음·비추다는 의미이다. 눈동자의 그림자를 말끔하게 지워 없애서 매우 확실하게 물건을 볼 수 있게 된다는 효과를 나타내는 경혈이다.

[경혈 찾는 법] 눈 앞쪽을 손가락으로 누르면 뼈 옆의 오목한 부분에 닿는다. 그 위치에서 손가락을 상하로 움직이면 콧속에 통증이 느껴진다. 그곳이 바로 정명이라는 경혈이다.

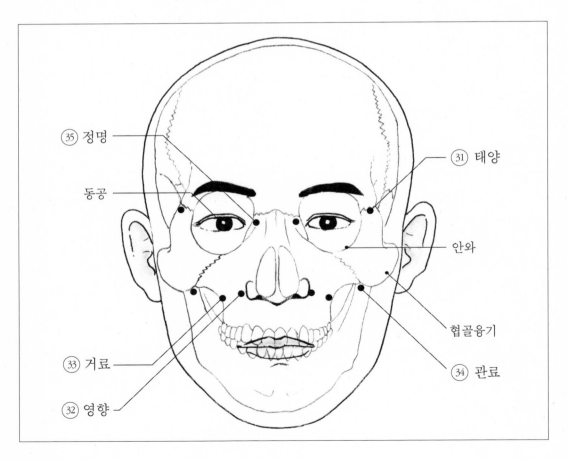

[치료 효과] 눈에 나타나는 여러 가지 증상에 효과가 있다. 책을 오랫동안 보거나 하여 눈이 피로할 때에 집게손가락으로 정명을 주무르듯이 누르면 말끔하게 피로가 풀린다. 눈이 침침할 때나 충혈되었을 때도 이 경혈로 치료할 수 있다.

눈의 여러 가지 증상뿐만 아니라 안면경련에도 효과가 있다. 특히 눈 주변이나 눈썹이 따끔거리는 경련이 생길 경우에 지압을 하면 매우 효과가 좋다.

또 콧속이 나쁠 경우에도 콧날을 따라서 몇 개의 다른 경혈과 함께 치료에 이용되기도 한다.

그 외에도 어린이의 경련이나 짜증에도 효과가 있다. 대수롭지 않은 일로 칭얼거리거나 울음을 그치지 않을 경우에는 정명을 가볍게 눌러 주면 기분이 좋아진다. 단 이 경우에는 잘못해서 눈동자를 압박하지 않도록 주의해야 한다.

36 동자료(瞳子髎)

「瞳子」는 눈·눈동자를 나타내며, 「髎」는 구석·모서리를 나타내는 말이다. 따라서 동자료는 눈 옆의 뼈가 솟아오른 곳에 오목하게 들어가 있는 경혈이라는 의미이다. 또 눈동자의 모서리에 있는 경혈이라는 의미이기도 하다. 다른 이름으로는 전관(前關)이라고도 말한다.

[경혈 찾는 법] 눈꼬리 바깥쪽에서 손가락으로 1마디만큼 떨어진 곳으로 뼈 옆에 오목하게 들어간 부분이다. 누르고 상하로 움직이면 머리의 양쪽에서 윗눈꺼풀로 향하여 통증이 전해지는 곳이다.

[치료 효과] 두통 등 머리 부분의 질환과 눈의 피로, 눈의 가려움증, 충혈 등 눈의 질환에 매우 좋은 효과가 있다. 또 눈 밑의 주름살을 펴주는 데 효과적이며 미용에도 빠져서는 안 되는 경혈이다.

37 양백(陽白)

「陽」은 높고 밝아지는 의미이며, 양지 · 따뜻함 · 맑음을 나타낸다. 또 「白」은 안륜근건부(眼輪筋腱部)의 백색부분에 있다라는 것을 나타낸다. 즉, 양백이라는 경혈명은 눈을 밝게 한다는 의미를 나타내고 있다.

[경혈 찾는 법] 눈썹 중앙에서 위쪽으로 손가락 1마디만큼 올라간 곳에 있다. 손가락으로 만지면 뼈 위에 오목하게 들어간 부분이다. 여기를 세게 누르면 통증이 머리 속까지 전해진다.

[치료 효과] 주로 머리와 얼굴, 눈의 증상에 효과가 있다. 특히 눈 위의 통증, 얼굴의 통증, 삼차신경통의 심한 통증을 완화시키는 데 효과적이다.

그 외에도 눈이 부시거나 눈물이 끊임없이 나오는 증상, 각막 흐림, 트라코마 등의 증상에도 이 경혈로 치료한다. 또 야맹증, 현기증, 추위에 의한 떨림 등에도 효과가 있다.

38 승장(承漿)

「承」은 아래에서 위를 받치다는 의미로 뜨다 · 받다라는 것을 나타낸다. 또 「漿」은 쌀뜨물 · 국물 · 식초 등의 의미로, 여기에서는 입에서 나오는 액체 즉 타액을 말한다.

따라서 승장이라는 경혈명은 타액을 아래에서 받는 위치라는 것을 의미하며, 경혈이 있는 장소를 나타내는 것이다.

[경혈 찾는 법] 아랫입술과 아래턱 사이에 있는 홈의 중심에 있다. 지압을 할 때는 엄지손가락으로 세게 누르면 좋다.

[치료 효과] 입이나 눈이 비틀어져서 기울어져 있는 경우, 얼굴이 부어있는 경우, 입이나 이가 아파서 이야기를 할 수 없을 경우에 효과가 있다.

일반적으로는 안면부종, 삼차신경통, 안면의 신경마비 · 결림 등의 얼굴 질환이나 아랫니의 통증 등 이에 관한 증상, 언어불능의 중풍환자의 치료에 자주 이용된다.

39 사백(四白)

「四」는 사방 · 주변을 나타내며, 「白」은 하얗다 · 밝다는 의미가 있다. 白은 공백의 백에서 와전되어 움푹 패였다는 의미로도 쓰이며, 주위에서 보면 매우 오목하게 들어가 있고 그 부분을 누르면 압통(壓痛)이 있다는 의미도 된다.

또 다른 학설로는 사방이 밝아진다라는 의미로도 해석되기 때문에 눈병에 효과가 있다는 뜻의 경혈명으로도 알려져 있다.

[경혈 찾는 법] 눈 아래를 손가락으로 짚으면 눈동자가 들어간 뼈의 오목한 부분(眼窩)의 아랫부분에 닿는다. 이곳에서 손가락 1마디만큼 내려간 곳으로 눈동자의 맨 아래에 사백이 있다. 손가락으로 누르고 좌우로 움직이면 코 옆이 따끔거리는 통증이 전해진다.

[치료 효과] 안면의 신경이 마비되어 눈이 감기지 않고 뺨 주변에 통증이 있는 증상에 효과가 있다. 안면에 경련이 일어날 때에는 이 경혈을 지압하는 것만으로도 일시적인 경련을 멈추게 할 수 있다.

그 외에도 이 경혈은 두통이나 현기증에 효가가 있으며, 피로한 눈을 풀어주고 삼차신경통을 완화시켜 준다.

40 지창(地倉)

「地」는 천지의 地, 즉 土를 의미하고 여기에서는 대지의 혜택인 곡물을 나타낸다. 또 「倉」은 곳간 · 곡물을 재워두는 사각형의 건물을 의미한다. 한편 동양의학에서는 위(胃)의 내장을 대창(大倉)이라고 말한다.

따라서 지창은 원기의 근원이 되는 곡물(음식물)이 대창(위의 내장)으로 통하는 곳이라는 의미가 된다.

[경혈 찾는 법] 입술을 연결할 때 그 양쪽 끝을 구각(口角)이라고 말한다. 지창은 이 구각에서 약간 바깥쪽으로 떨어진 부분에 있는 경혈이다.

[치료 효과] 고혈압이나 중풍으로 인하여 언어장애 또는 안면 신경마비에 의해서 입이 비틀어진 경우, 삼차신경통, 특히 얼굴에 경련이 일어나는 증상 등의 치료에 사용되고 있

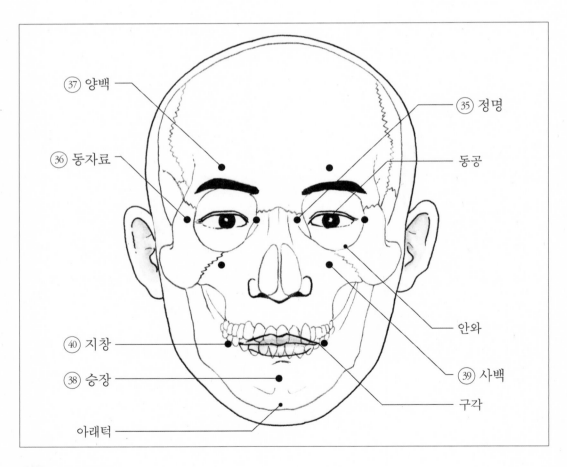

㊲ 양백
㉟ 정명
㊱ 동자료
동공
㊵ 지창
안와
㊳ 승장
㊴ 사백
아래턱
구각

다. 또 위의 상태가 좋지 않을 때에는 이곳에 부스럼이나 습진이 생기기 쉽고 구취가 심해진다.

지창은 위 건강의 척도라고도 말하는데, 위가 나쁘기 때문에 생기는 여러 가지 증상에 좋은 효과를 보인다. 그 중에서도 구내염이나 구각염의 증상을 완화시키는 데 매우 효과가 있다.

41 찬죽(攢竹)

「攢」에는 지팡이 · 모이다 · 모으다 · 초목이 무성하다는 의미가 있으며, 「竹」은 대나무 · 대나무 잎을 가리킨다.

다시 말해서 찬죽이라는 경혈명은 대나무 지팡이를 잡지 않으면 걸을 수 없을 정도로 눈이 보이지 않는 증상에 대해서 효과가 있다는 것을 의미한다. 이것은 치료의 효과가 경혈명의 유래가 된 예 중의 하나이다.

찬죽은 원재(員在), 시광(始光), 야광(夜光), 명광(明光), 시원(始元), 원주(元柱), 원주(員柱), 미본(眉本), 미충(眉沖), 소죽(小竹) 등 많은 별명이 있다.

[경혈 찾는 법] 좌우의 눈썹 안쪽 끝에 있다. 집게손가락을 대고 상하로 가볍게 움직이면 가느다란 줄기에 닿는데 그곳이 바로 찬죽이다.

[치료 효과] 눈물이 많고, 현기증, 눈의 피로, 결막염, 뺨의 통증에 효과적이다. 또 두통, 머리가 무거운 증상, 고혈압 등의 치료에도 응용된다. 눈이 부어서 푸석푸석할 경우에는 이 경혈을 엄지손가락으로 세게 누르면 붓기가 빠진다.

단, 이 경혈은 절대 뜸을 떠서는 안 되는 경혈이므로 항상 주의해야 한다.

42 사죽공(絲竹空)

「絲」라는 글자는 실·가는 실·실과 같이 세밀한 줄기라는 의미이며 여기에서는 눈썹을 가리킨다. 「竹」은 대나무이며 대나무 잎과 같은 눈썹의 형태를 의미하고, 「空」은 빈틈을 말하며 구멍 즉 경혈을 나타낸다.

따라서 이 세 글자의 한자 의미를 합쳐보면 눈썹이 실처럼 가늘어진 부분으로 오목하게 들어간 곳에 있는 경혈이라는 의미가 되며 경혈명이 장소를 나타낸다.

[경혈 찾는 법] 눈썹의 바깥쪽 끝을 손가락으로 누르고 상하로 움직이면 뼈의 작고 오목한 부분에 닿는데 그곳이 바로 사죽공이라는 경혈이다. 가볍게 누르는 것만으로도 눈 안쪽으로 통증이 전해지는 것을 느낄 수 있다.

[치료 효과] 눈이 부시기 때문에 일어나는 두통, 눈의 충혈, 눈썹이 눈을 찌르는 경우, 편두통에 좋은 효과가 있다. 이 경혈점에 마사지나 지압을 하면 눈의 피로나 얼굴의 부종이 풀리고 상쾌해진다. 눈 주변에 있는 다른 경혈도 자극하면 더욱 효과가 증진된다.

43 인당(印堂)

[경혈 찾는 법] 얼굴 정면, 좌우 미간의 한가운데에 있는 경혈이다. 부처님의 이마에서도 볼 수 있다.

[치료 효과] 축농증이나 만성비염 등에 나타나는 코막힘과 그에 동반되는 머리의 통증, 머리가 무거운 증상, 숨을 쉬기 곤란한 불쾌감 등을 완화시키는 효과가 있다.

인당은 만성적인 코막힘을 비롯하여 콧물, 코피, 콧속의 통증 등 코에 관한 병과 그 증상을 완화시키기 위해서 이용되는 경혈 중의 하나이다. 또 현기증이나 어린이의 경련 등의 치료에 이용되기도 한다.

화료(禾髎)

「禾」는 벼와 보리 등의 까끄라기·혜택을 나타내며 곡물(음식물)을 의미하는데, 이것이 와전되어 입을 가리킨다. 또 「髎」는 모서리를 나타내고 여기에서는 뼈가 부어오른 곳으로 콧구멍을 가리키는 말이다.

따라서 화료는 입의 모서리로 입과 코 사이의 골육(骨 肉)이 솟아오른 곳에 있다는 의미가 된다.

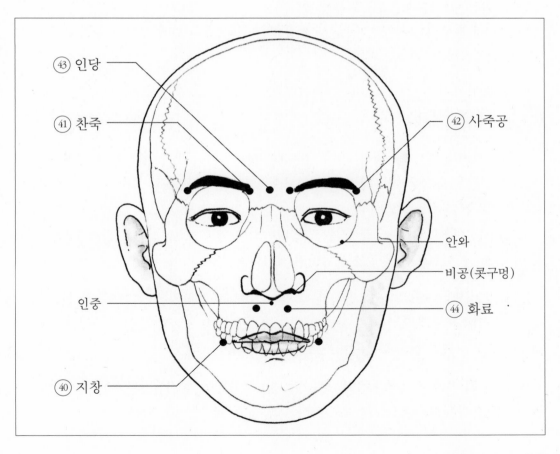

㊸ 인당

㊶ 찬죽

㊷ 사죽공

안와

비공(콧구멍)

인중

㊹ 화료

㊵ 지창

[경혈 찾는 법] 코 아래 한가운데 홈(人中)의 양옆으로, 콧구멍의 출구와 윗입술의 사이인 중앙에 있다.

[치료 효과] 코의 질환 치료에 널리 사용되는 경혈이다. 예를 들면 콧물이나 코막힘, 코피, 급성비염, 만성비염, 축농증 등에 뛰어난 효과를 가져다준다. 코가 막혀서 냄새를 잘 맡지 못할 경우에도 유효하게 쓰이는 경혈이다.

그 외에도 삼차신경통, 안면 신경마비 등 얼굴 앞면 부분의 신경장애 치료에도 이용된다. 또 이 경혈은 상치조신경(上齒槽神經)이 지나가는 곳이므로 윗니의 통증이나 치조농루 등의 원인인 잇몸 통증에도 효과가 있다.

지압을 할 경우에는 집게손가락이나 가운뎃손가락으로 약간의 힘을 가해서 누르는 것이 요령이다.

45 대영(大迎)

「大」는 크게 된다 · 훌륭하다 · 한창이다라는 의미이며, 「迎」은 맞이하다 · 만나다라는 것을 나타낸다. 대영은 아래턱 모서리 부분으로 하악지(下顎枝)와 하악체(下顎體)의 부분이 교차하는 장소를 나타낸다.

또 여기는 대장의 기능에 관계하는 경혈의 줄기와 위의 기능에 관계있는 경혈의 줄기가 교차하는 곳이므로 이 경혈명이 붙어진 것이다.

[경혈 찾는 법] 아래턱의 모서리에서 아래의 가장자리 앞쪽으로 가면 오목한 부분이 있다. 대영은 이 뼈의 오목한 부분 중앙에 있고 여기에 손가락을 넣으면 동맥에 닿는다. 이것을 누르면 아랫니 전체에 통증이 느껴진다.

[치료 효과] 차갑거나 화끈거리는 증상이 생겼을 경우나 삼차신경통으로 인한 입의 경련, 혀의 경련, 눈의 통증, 아랫니의 통증, 잇몸 통증 등에 효과가 있다.

46 객주인(客主人)

객주인은 다른 이름으로 상관(上關)이라고도 불린다. 예전에는 협골궁(頰骨弓)을 관골궁(顴骨弓), 또는 관골(關骨)이라고 했는데 이 뼈보다 위에 있는 경혈이기 때문에 상관이라는 이름이 붙여졌다.

「客」은 손님·방문자·넓게는 나의 상대라는 의미이며, 여기에서는 와전되어 여행하는 사람, 주로 상대하는(마주보는) 사람이라는 의미가 된다. 「主」는 주인·남편을 가리키며, 사물의 중심, 중심이 되는 사람을 나타내며, 「人」은 사람·인류·인간·성질을 나타낸다.

따라서 객주인이라는 이름은 광대뼈를 사이에 둔 하관과 상관이라는 2개의 경혈이 나란히 있고, 이것이 마치 손님(客)과 주인(主人)이 마주보고 있는 관계처럼 보이는 것에서 이 경혈명이 붙여졌다.

원래는 하관·상관의 양쪽을 통합하여 객주인이라고 부르던 것이 어느 사이에 상관만을 일컫는 말이 된 것이다.

[경혈 찾는 법] 얼굴을 바로 옆에서 보았을 때에 활모양의 협골(頰骨), 협골궁(頰骨弓)의 중앙, 위쪽이 객주인의 위치가 된다. 여기를 손가락으로 누르고 상하로 움직이면 머리 양쪽으로 통증이 전해진다. 이 경혈의 아랫부분에 하관이 있는데 이 하관과는 협골궁을 축으로 대칭되어 있다.

[치료 효과] 삼차신경의 통증과 경련에 효과가 있다. 안면마비, 어린이 경련, 귀울음이나 난청의 치료에도 사용된다. 윗니의 통증을 없애는 데도 뛰어난 효과가 있다.

47 협거(頰車)

「頰」은 뺨으로 경혈의 위치를 나타내고 있다. 「車」라는 것은 동양의학에서는 아차(牙

車)라고 하여 이가 차(車)와 같이 움직이는 곳 즉 아래턱 관절을 나타낸다.

다시 말해서 협거라는 경혈명은 아래턱 관절 부분에 있고 이 관절에 있는 병에 유효한 경혈이라는 것을 나타내는 것이다.

[경혈 찾는 법] 귓불 바로 아래에 아래턱의 뼈 뒤 가장자리에 있다. 이 가장자리를 세로로 더듬어서 내려가면 아래턱 뼈의 모서리가 있다. 그 모서리와 귓불 아래의 거의 한가운데 부분에 있는 경혈이다. 또는 입을 벌렸을 때 살이 오목하게 들어가는 부분을 기준으로 하여 찾는 것도 좋다.

[치료 효과] 치통, 얼굴의 신경통, 뺨의 부종, 턱의 부종이나 결림, 입이나 이, 잇몸의 통증에 따라서 깨물 수 없을 정도의 통증에 효과가 있다.

반신불수의 상태로 이를 악물고 있는 그대로의 상태로는 이야기할 수 없는 경우에도 협거의 지압 치료가 효과적이다.

귀 주변은 음식물을 씹기 때문에 근육이 움직인다. 이 근육이 가끔은 경련이 일어나는 경우가 있는데 이런 경우에도 협거를 지압하는 것만으로도 완화시킬 수 있다.

48 하관(下關)

「下」는 아래 · 근본을 말하며 上에 대한 반대말이다. 「關」은 기침 · 빗장 · 잠그다 · 조작 등의 의미가 있다.

객주인이라는 경혈의 다른 이름을 상관(上關)이라고 말하지만 하관은 그에 비해서 관골(關骨, 頰骨弓)의 아래에 있는 경혈이라는 의미가 된다.

[경혈 찾는 법] 협골궁의 한가운데 부분, 아래의 가장자리에 있다. 귀 앞에서 협골궁의 아래 가장자리를 더듬어 보면 가장 뼈가 오목한 부분이다. 손가락으로 누르면 위 또는 아래의 이에 통증이 전해진다.

[치료 효과] 치통, 귀울음, 삼차신경통의 치료에 자주 사용되는 경혈이다. 치통, 부종을 동반하는 경우에는 세게 지압을 하면 증상을 진정시킬 수 있다.

또 아래턱의 탈구가 습관적인 사람이나 삼차신경통, 아래턱 관절통으로 입을 충분하게 벌리지 못하는 경우에도 효과가 있다.

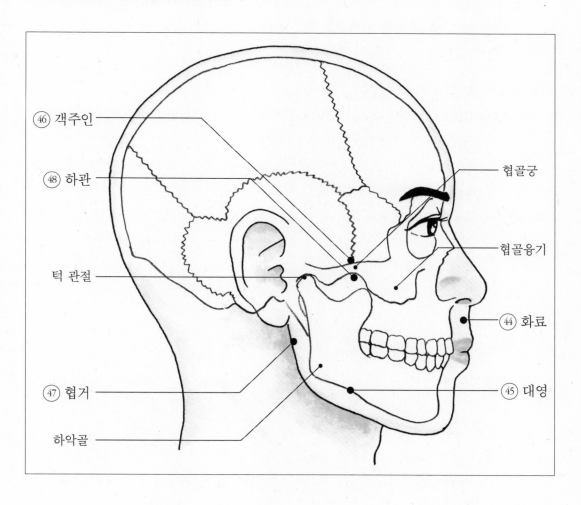

오장오부와 육장육부

인간의 생명 유지에 있어서 매우 중요한 몸의 구조를 오행에서는 오장오부(五臟五腑)라고 말한다. 그런데 실제로는 이 5가지의 장부(臟腑) 외에도 동양의학에서는 하나 더 중요한 구조가 있다는 것이다.

오행에 해당되지 않는 또 하나의 장부

그것은 심포(心包)라는 장으로, 이에 대한 삼초(三焦)라는 내장과의 조합을 말한다. 오장오부의 하나로 심장이 있지만 이것은 인간의 몸속에서 평생동안 일정한 리듬으로 움직이는 것이 중요하기 때문에 이것을 확실하게 포장하여 유지하고 있는 자루가 있을 것이라는 생각에서 붙여진 것이 심포이다.

한편 삼초는 3개의 열원이라는 의미가 있다. 이것은 인간의 몸은 생명이 있는 한 외부가 아무리 춥거나 덥더라도 항상 일정한 따뜻함을 유지하기 때문에 열을 만드는 근원이 된다고 생각한 것에서 나온 것이다.

이것이 바로 오장오부에 하나 더 추가된 육장육부라는 것이다.

동양의학의 기본은 육장육부의 사고 방식

이 육장육부의 사고 방식은 현대의학과 서양의학의 체계와는 전혀 다른 것이다. 즉, 동양의학의 체계는 하나하나의 장기가 해부학적으로 존재한다는 것보다도 「자연계에 있어서의 인간이 생명 활동을 영위하기 위해서 필요한 복잡 또는 미묘한 기능을 나타냄으로써 장부가 있다」라는 생각을 토대로 한 것이다.

그리고 인간의 몸은 모두 이 육장육부로 컨트롤되고, 장부의 어느 것 하나라도 제 기능을 발휘하지 못하면 몸의 상태가 나빠져서 여러 가지 증상이 일어난다고 생각하기 때문이다.

가슴 · 복부의 경혈

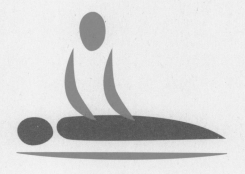

49 결분(缺盆)

쇄골의 윗부분은 근육이나 피부가 쟁반 모양처럼 오목하게 들어가 있다. 따라서 결분이라는 경혈명은 쟁반과 같이 골육(骨肉)이 오목하게 들어가 있는 부분이라는 경혈의 위치를 의미하는 것이다.

[경혈 찾는 법] 쇄골 위에 큰 뼈가 있는데 결분은 이 뼈에 오목하게 들어간 부분의 중앙에 있다. 좌우의 유두에서 위로 이어진 선상을 기준으로 하여 찾는다. 엄밀하게 위치를 결정하는 것보다 증상에 따라서 쇄골의 오목한 부분의 중앙을 위치로 하여 찾거나 누르면 통증이 느껴지는 곳을 찾는 것도 좋다.

예를 들면 경견완증후군(頸肩腕症候群, 목 부분에서 어깨나 팔까지 저리고 아프며 손가락에 가벼운 운동장애가 있는 일련의 증상)의 치료에는 쇄골의 바로 위, 내과계의 병 치료에는 오목하게 들어간 부분의 중앙을 경혈로 잡는다.

[치료 효과] 천식, 숨 쉬기 곤란한 증상, 가슴이 답답한 증상, 가슴 통증, 늑간신경통, 만성 열병에 효과가 있다. 가슴이나 팔로 통하는 신경의 통로에 있는 경혈이므로 이들 부위에 관계되는 증상의 치료에 이용해도 매우 효과가 좋다.

50 수부(兪府)

[경혈 찾는 법] 쇄골의 아래쪽을 어깨의 가장자리 방향으로 더듬어 가면 안쪽으로 뼈가 융기되어 있는 곳이 있다. 그 융기의 바로 아래에 수부가 있다. 쇄골 아래에 오목하게 들어간 부분으로 제1늑골이 쇄골 아래에 숨겨져 있는 곳이다.

이 부분의 뼈의 융기를 잘 알 수 있도록 하는 것은 상반신의 자세를 똑바로 하고 더듬어서 찾는 것이 요령이다. 그리고 가슴 중앙선에서는 좌우에 손가락으로 3마디만큼 떨어진 곳에 있다.

[치료 효과] 목 아래에서 거의 가까운 곳이므로 식도·기도에 관한 병의 치료에 이용된다. 또 늑간신경통 등의 가슴 통증, 기관지염의 가슴이 답답한 증상, 구토나 구역질 증상을 완화시키거나 심장병 등에도 효과가 있다.

51 욱중(彧中)

「彧」은 또는·어느 것·어느·묻다·방황하다·수상히 여기다 등의 의미가 있는데 여기에서는 마음·가슴을 가리킨다. 「中」은 속·해당한다·요점이라는 의미이다.

따라서 욱중이라는 경혈명은 가슴 부분의 경계선에 있고 동양의학에서 말하는 심장을 지키는 경혈점이다.

[경혈 찾는 법] 제1늑골과 제2늑골 사이에 몸의 중심선에서 좌우로 손가락 2마디만큼 떨어진 곳에 있다.

[치료 효과] 식도 질환, 늑간신경통, 기관지염, 구토, 심장병의 증상에 매우 효과가 있다. 기침이 멈추지 않는 경우, 천식의 발작, 식욕이 떨어지는 증상, 가슴에서 옆구리에 걸쳐서 통증이 느껴지는 증상, 침이 많이 나오는 등 여러 가지 증상에 대해서도 효과가 있다.

52 중부(中府)

중부의 「中」은 속·해당한다라는 의미이며, 「府」는 창고·조정의 문서나 재화를 모으는 장소가 와전되어 사람이나 사물이 모이는 곳을 가리킨다. 즉, 병의 원인이 되는 나쁜 기운이 중앙에 모이는 장소라는 의미가 된다.

[경혈 찾는 법] 흉골 윗부분에서 손가락 2마디만큼 내려간 곳에 작은 뼈의 융기가 있고 그 좌우가 제2늑골이다. 이 제2늑골 아래를 가슴쪽으로 향하면 팔에 부딪치는 근육의 오

목하게 들어가는 부분이 있고, 손가락으로 누르고 상하로 움직이면 굵은 근육에 닿는 곳이 있다. 그곳이 바로 중부이다. 이 중부를 엄지손가락으로 세게 지압을 한다.

[치료 효과] 숨이 차거나 호흡이 곤란한 경우, 가슴의 통증, 늑간신경통, 만성기관지염, 천식에 매우 효과적이다. 또 가슴에서 어깨·팔 윗부분으로 이어지는 통증에도 효과가 좋다.

또 기침, 담, 콧물, 얼굴 부종, 목의 통증 등 감기의 모든 증상을 완화시키는 치료에도 사용된다. 그 외에도 여드름, 부스럼, 탈모, 원형탈모증, 소아 천식, 어깨나 유방이 당기는 증상에 효과가 있다.

53 전중(膻中)

「膻」은 동양의학에서 말하는 심장으로 들어가는 나쁜 기운(병의 원인이 되는 것)을 차단하고 심장을 지키기 위해서 감싸고 있는 격막(隔膜)을 나타내는 것이다. 「中」은 한가운데라는 의미이다.

따라서 전중은 가슴 한가운데에서 나쁜 기운의 출입을 막아서 심장을 지킨다는 의미가 된다. 또 전중에는 양의 냄새가 난다라는 의미가 있는데 이것은 전중의 위치가 좌우 유방 사이의 한가운데에 있어서 우유 냄새가 나는 것에서 유래된 것이라고 생각된다.

[경혈 찾는 법] 좌우 유두를 연결한 선과 흉골의 중심선이 교차하는 곳에 있다.

[치료 효과] 숨이 차서 숨 쉬기 곤란하거나 기침이 멈추지 않는 경우, 두근거리는 가슴, 가슴의 통증 등의 증상을 완화시키는 효과가 있다. 또 늑간신경통, 만성기관지염, 유방의 통증, 유즙 분비 불완전 등의 치료에 이용된다. 이 외에도 우울증, 초조함, 히스테리 등의 신경증 치료에 매우 효과가 있다.

전중에서 제4흉추극돌기(第4胸椎棘突起) 아래에 걸쳐서 통증이 있을 때나 왼쪽 팔의 새끼손가락쪽으로 빠지는 듯한 통증이 있을 때는 협심증의 발작 전초전일 경우가 있다. 이와 같은 증상이 나타날 때에는 전중을 지압하면 통증이 훨씬 가벼워진다.

54 유근(乳根)

유방의 아랫부분에 있기 때문에 경혈명도 유근이라고 불리고 있다.

[경혈 찾는 법] 제5늑간(제5늑골과 제6늑골 사이)을 몸의 중심선에서 좌우로 손가락

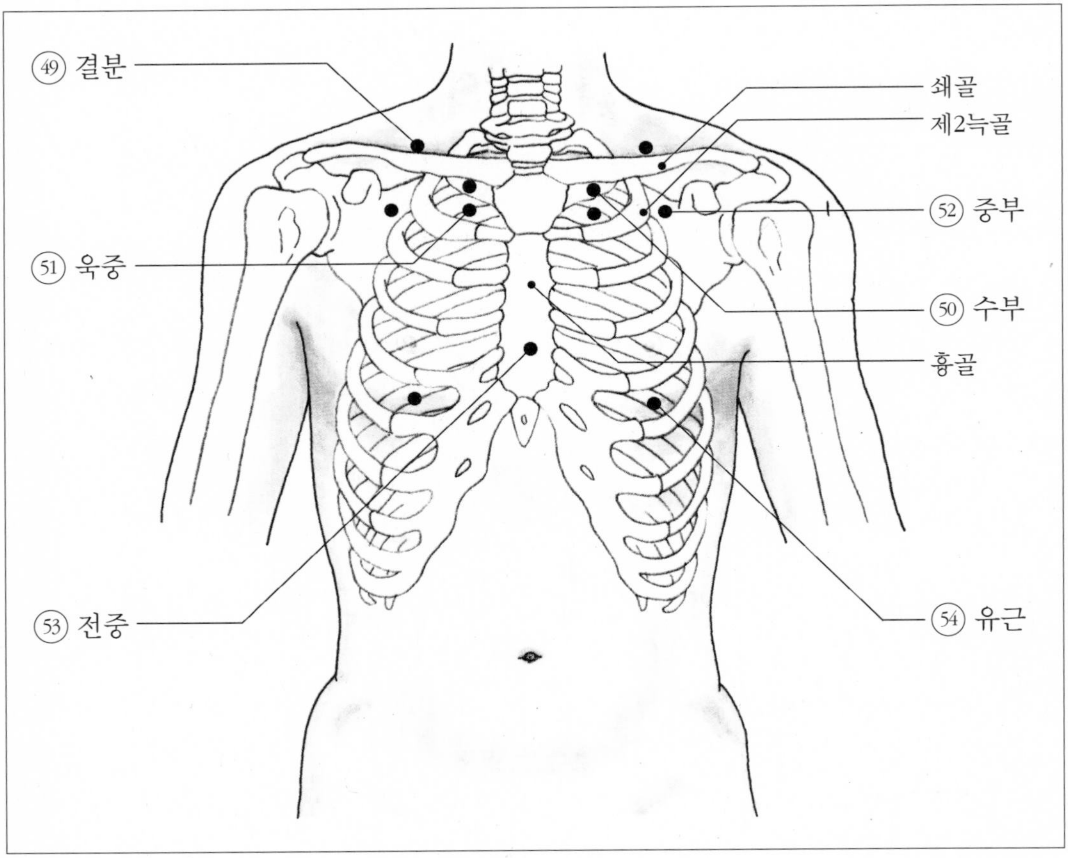

(49) 결분
쇄골
제2늑골
(52) 중부
(51) 욱중
(50) 수부
흉골
(53) 전중
(54) 유근

3~4마디만큼 바깥쪽으로 떨어진 부분에 있다. 유두 중앙에서는 손가락 2마디만큼 아래로 내려간 부분이 된다.

[치료 효과] 유선염, 모유가 나오지 않는 등 유방에 관한 증상에 효과가 있다. 그 외에도 가슴·배 부분이 당기고 아플 경우나 급성 열성병으로 종아리가 당기거나 경련이 일어나는 늑간신경통 등의 경우에도 이 경혈의 자극이 효과적이다. 심근경색이나 늑막염의 치료에도 이용되고 있다.

55 유중(乳中)

문자 그대로 유방의 중앙에 있는 경혈로서 이러한 경혈명이 붙여졌다.

[경혈 찾는 법] 유두의 중앙에 있으며 대략 제4늑간(제4늑골과 제5늑골의 사이)에 해당된다. 출산 경험이 있는 여성은 유두가 아래로 늘어져 있지만 이 경우에는 똑바로 누워서 더듬어 보면 쉽게 경혈을 찾을 수 있다.

[치료 효과] 이 경혈에는 침이나 뜸의 치료는 할 수 없기 때문에 마사지 치료를 주로 하게 된다. 모유가 나오는 것이 나쁠 경우에는 유중을 손가락으로 잡고 흔들듯이 마사지를 하면 효과가 있다. 이때 유방 밑을 함께 잡고 유중쪽으로 어루만지듯이 잡거나 유방 전체를 마사지하면 더욱 효과적이다. 또 치료하기 전에는 유방 전체를 따뜻하게 습포하면 더욱 좋다.

56 응창(膺窓)

「膺」은 가슴을 나타내고 「窓」은 창문을 의미한다. 따라서 응창이란 경혈명은 가슴의 창문으로서 가슴 부분의 위화감을 분명하게 하는 경혈을 의미한다.

응창의 주변에는 대흉근(大胸筋), 소흉근(小胸筋), 내늑간근(內肋間筋), 외늑간근(外肋間筋) 등의 근육과 내흉동맥(內胸動脈), 늑간동맥(肋間動脈), 늑간정맥(肋間靜脈) 등의 혈관, 전흉신경(前胸神經) 등이 둘러싸여 있다.

[경혈 찾는 법] 제3늑골과 제4늑골 사이에 있다. 유두의 중심선상으로 유두에서 손가락 2마디만큼 위쪽에 있다.

[치료 효과] 모유가 나오는 부분이 나쁠 경우나 유선염 등의 증상에는 이 경혈이 효과적이다. 그리고 호흡기의 질환, 심장 질환, 가슴 통증, 늑간신경통 등의 치료에도 효과가 있다.

57 천계(天谿)

「天」은 天부분을 의미하며 동양의학에서는 인체를 天·人·地라는 3개의 부분으로 나누거나 天과 地라는 2개의 부분으로 나누기도 한다. 이렇게 2개의 부분으로 나눌 때는 배꼽보다 윗부분을 天부분, 그 아랫부분을 地부분으로 나누는데, 여기서는 이 방법의 天부분을 가리킨다.

「谿」는 계곡·골짜기에 흐르는 냇가를 말하며, 물이 계곡으로 떨어지는 곳 즉 육골(肉骨)의 오목하게 들어간 부분이라는 의미이다.

따라서 천계라는 경혈명은 天부분에 병이 생겼을 경우에 효과가 있으며, 늑골의 오목하게 들어간 부분의 가운데에 있는 중요한 경혈이라는 의미이다.

[경혈 찾는 법] 제4늑간(제4늑골과 제5늑골 사이)에 있는 경혈이다. 유두의 중앙에 있는 경혈을 유중이라고 말하지만 천계는 유중에서 손가락 2마디만큼 바깥쪽으로 떨어진 부분에 있다.

[치료 효과] 가슴 통증, 가슴이 답답한 증상을 치료하는 데 이용되며 특히 여성 유방의 부종에 매우 효과가 있다. 출산 후 유방이 붓거나 그에 따라서 고열이 생기는 경우에 천

계를 지압하면 바로 유방의 부종이 가라앉고 열도 내려간다.

58 신봉(神封)

신봉의 「神」은 신 · 마음의 일을 나타내는 것이고, 「封」은 봉하다 · 차단하다 · 감싸다 등의 의미가 있다. 즉 심장병의 원인이 되는 나쁜 기운을 봉쇄한다. 또는 마음의 병을 차단한다는 의미를 나타내고 있다.

[경혈 찾는 법] 바로 누우면 좌우 유두를 연결한 선의 중심에 전중이라는 경혈이 있다. 신봉은 전중에서 좌우 바깥쪽으로 손가락 3마디만큼 떨어진 곳에 있다.

[치료 효과] 심장병에 중요한 경혈로 알려져 있다. 특히 협심증 등이 원인으로 일어나는 여러 가지 증상에 효과가 있다. 예를 들면 상기된다, 가슴이 답답하다, 숨을 쉬기 곤란하다, 기침이 나온다, 구역질을 한다, 구토한다, 가슴에서 옆구리에 걸쳐서 뻐근한 느낌이 있다, 가슴이 두근거린다 등의 모든 증상에 효과가 있다.

또한 늑간신경통, 유방이 당겨서 모유가 나오지 않을 경우 등에도 이 경혈을 치료하면 효과가 있다.

59 구미(鳩尾)

문자 그대로 비둘기의 꼬리라는 의미이다. 구미는 흉골검상돌기(胸骨劍狀突起)의 아래에 있는 경혈이며, 흉골검상돌기가 비둘기의 꼬리와 같은 형태를 하고 있다는 것에서 이 경혈명이 붙여졌다.

[경혈 찾는 법] 늑골이 합쳐져 있는 중심의 흉골 아래에 뾰족해진 작은 뼈가 달라붙어 있는데, 이것이 흉골검상돌기이다. 이 뼈에서 약간 아래로 내려간 곳에 구미라는 경혈이

있다.

잘 모를 경우에는 다르게 찾는 방법도 있다. 흉골 아래 끝에서 배꼽까지를 8등분하고 그 하나 분을 한치로서 찾는 방법이 있다. 좌우의 늑골 아랫부분을 손가락으로 대고 그 중심에 맞춰져 있는 곳이 흉골의 아래 끝부분이다. 이 흉골의 하단에서 맨 아래로 한치 정도 내려간 곳이 구미이다.

[치료 효과] 일반적으로 두통, 편두통, 인후 질환, 심장병 등의 치료에 이용되며 신경 쇠약, 간질 등의 정신적 질환에도 효과가 있다. 정신이나 정서가 불안정하게 되면 가슴 이 두근거리거나 숨이 차고, 손발이 차가워지거나 화끈거리며, 위장의 상태가 나쁘고, 식욕이 없으며, 불면증, 노이로제 등의 증상이 생기지만 이런 증상의 치료에도 구미 경 혈점이 사용된다.

그 외에도 어린이가 밤에 자지 않고 계속 울거나 딸꾹질 증상을 진정시키는 데 효과가 있다.

60 불용(不容)

여기에서의 「不」은 위대한 · 처음의 의미이며, 「容」은 물건을 받아들이는 일 · 형태를 표현하는 것으로 위(胃)를 가리키는 말이다.

불용이라는 경혈명은 처음에 물건이 들어가는 곳, 즉 음식물이 들어가는 장소를 의미 하며 중요한 위의 입구라는 것을 나타낸다.

[경혈 찾는 법] 8번째의 늑골 안쪽 앞의 가장자리로 명치의 양쪽에 있다. 찾기 어려울 경우에는 바로 누워서 찾는 것도 좋다. 명치에서 늑골의 아랫부분으로 손을 대고 머리를 가볍게 올리면서 배꼽의 양쪽에 세로로 이어지는 복직근(腹直筋)을 찾는다. 이 복직근의 바깥쪽 부분은 제7늑골 하단과 교차하고 있다. 이 교차점에 있는 경혈이 불용의 위치가 된다.

[치료 효과] 위의 모든 증상을 진정시키는 데 가장 효과가 좋은 경혈이다. 명치에서 위에 걸쳐서 욱신거리는 통증, 찌르는 듯한 통증, 트림이 나오거나 명치 부분이 쓰리고 아픈 증상, 위가 답답한 증상, 위가 약한 증상, 만성위염, 위산과다, 위아토니, 위하수 등의 증상에 매우 효과가 있는 경혈이다.

그 외에도 복부가 당기거나, 구토감, 횡격막의 경련, 가슴에서 복부에 걸친 통증, 늑간신경통, 딸꾹질 등에도 매우 효과가 있다.

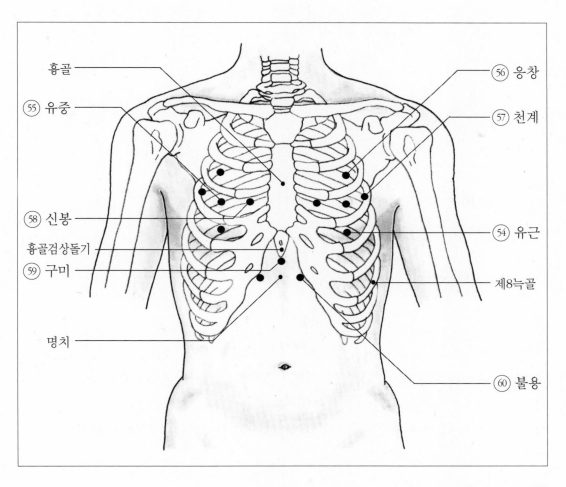

61 거궐(巨闕)

거궐에서 「巨」는 심장을 말하며, 「闕」은 궁성·궁문 등 존경하는 사람의 소재를 나타내는 것이다.

따라서 거궐이라는 경혈명은 심장이 있는 중요한 장소로 심장의 상태를 관찰하고 순환 기계의 병을 담당하는 중요한 장소를 나타내는 것이다.

[경혈 찾는 법] 명치 중앙에 있는 경혈이다. 흉골의 끝부분에 구미라는 경혈점이 있지만, 거궐은 구미에서 손가락 1마디만큼 내려간 아랫부분에 있다. 흉골의 하단에서는 손가락 2마디만큼 아랫부분이다.

[치료 효과] 심장에 관한 병에 좋은 효과가 있다. 가슴이 두근거리거나 숨이 차는 경우, 심장의 통증, 심계항진증(心悸亢進症), 심장판막증, 협심증 등에 효과가 있다. 이 부분을 손가락으로 눌러 보아 왠지 모르게 딱딱하다면 자각증상은 없어도 심장에 부담이 가고 있다는 증거이므로 휴식을 취하는 것이 좋다.

또 위장병에도 좋은 효과가 있다. 위산과다, 위경련, 식도협착, 위가 쇠약하여 명치 부분이 아픈 증상, 트림, 배가 당기거나 붓거나 배에서 소리가 나는 등의 증상에 효과가 있으며 구역질, 구토, 위하수, 위아토니 등 만성위염의 치료에도 효과가 있다. 그 외에도 천식 등 호흡기 질환의 치료에도 사용되는 경혈이다.

62 양문(梁門)

「梁」이라는 글자는 집의 지붕을 지탱하고 있는 중요한 받침이라는 의미이고, 「門」은 병의 원인이라고 불리는 나쁜 기운이 출입하는 곳을 말한다.

중완이라는 경혈이 복부 중앙에 있지만 양문은 그 옆에 있고, 경혈명의 의미는 위 옆의 중요한 출입구라는 것이 된다.

양문은 위 질환의 치료에 이용되는 중요한 경혈이다. 양문(梁門), 기문(期門), 장문(章門) 등 복부 경혈 중에서 이름에 門이 붙는 것은 매우 중요한 경혈이라는 뜻이다.

[경혈 찾는 법] 똑바로 누워서 흉골의 하단과 배꼽을 연결한 선의 중앙에서 좌우로 손가락 3~4마디만큼 떨어진 곳에 있다. 정확하게는 위의 위쪽 부분에 있는 경혈이다.

[치료 효과] 위에 관한 병에 매우 효과가 좋다. 병명으로 말하면 위염, 위하수, 위아토니, 위궤양, 소화불량, 위 부분 팽만감, 신경성 위염에 의한 위경련, 만성위염, 위확장증, 식욕부진 등의 여러 가지 증상에 효과가 있다.

위궤양의 경우에는 여기를 누르면 통증이 느껴지는 경우가 많다. 위암의 경우에는 이 경혈부분에 딱딱한 응어리가 잡히는 것이 있다. 또한 황달이나 담석증의 치료에도 효과가 있다.

63 중완(中脘)

「中」은 중심·중앙의 의미가 있으며 「脘」은 밥통을 나타낸다. 즉 중완이라는 경혈명은 위의 중심에 있는 중요한 경혈이라는 의미를 나타내는 것이다.

[경혈 찾는 법] 몸의 중심선상으로, 배꼽에서 손가락 4마디만큼 위로 올라간 곳에 있다. 정확하게 명치와 배꼽의 한가운데에 있어서 중완이라고 한다.

[치료 효과] 위의 질환 및 증상 전반에 매우 효과가 있고 위에 관한 모든 병에 특히 좋은 효과가 있다. 위의 통증, 위경련, 위궤양, 위염, 위산과다, 위아토니, 위하수, 위내정수, 구역질이나 구토를 동반하는 식욕부진, 만성위염에 의한 복부 팽창, 소화불량 등 위에 관한 증상에 널리 효과가 있다.

또 위에 관한 병뿐만 아니라 비장의 병이나 당뇨병 치료, 간장, 담낭 등의 증상에도 폭넓게 이용되며 뛰어난 효과를 볼 수 있다.

특히 변비나 설사, 두드러기, 현기증, 귀울음, 여드름, 심신증, 어린이 허약 체질, 불임증 등의 증상 개선에도 효과가 있고 매우 응용범위가 넓은 경혈이다.

중완은 복부의 내장기능을 조절하는 자율신경이 있는 곳에 위치하고 있다. 때문에 매우 넓은 범위의 증상에 효과가 있는 것이다.

64 장문(章門)

장문에서 「章」은 밝음 · 무늬 · 문서 · 나타나다 등의 의미이며, 「門」은 출입구라는 뜻이다. 동양의학에서는 인간의 건강은 체내의 에너지 순환에 의해서 지탱되고 있다고 한

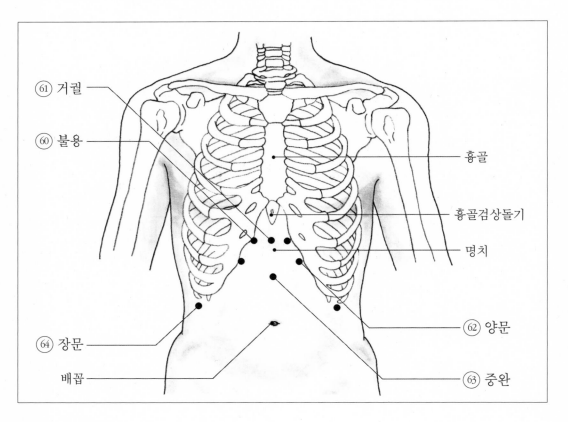

다. 이 에너지는 물론 복부에도 둘러싸여 있으며, 그 출입구로서의 경혈이 이 장문이라는 것이다.

[경혈 찾는 법] 제11늑골의 아래에 있다. 팔꿈치를 직각으로 구부려서 옆구리에 댈 때 팔꿈치에 닿는 곳을 찾으면 비교적 간단하게 찾을 수 있다.

[치료 효과] 소화불량, 구토, 등의 결림, 두 팔과 두 다리가 나른한 경우, 냉증, 어린이가 우유를 토하는 등의 증상에도 효과가 있다.

또 장문은 소화기계의 일반적인 질환을 담당하고 있기 때문에 위하수, 위통, 간장이나 담낭, 비장 등의 치료에도 이용된다. 특히 복수(腹水), 옆구리 통증, 늑간신경통에 매우 효과가 있다.

65 일월(日月)

「日」은 태양·햇빛·낮을 나타내며 「月」은 밤을 의미한다. 즉, 음양이 조화를 이루고 인체의 기능을 담당하여 건강을 유지하는 데 매우 중요한 경혈이라는 의미를 나타내고 있다. 다른 이름으로는 신광(神光)이라고도 한다.

[경혈 찾는 법] 기문 경혈점의 바로 아래에 있다. 명치에서 늑골의 가장자리를 비스듬하게 아래로 내려가면 제9늑골이 시작되는 부분이 있다. 그 안쪽에 기문이 있기 때문에 그곳을 기준으로 찾는 것도 좋을 것이다. 기문에서 늑골의 아래로 따라서 약간 내려가면 일월이 있다.

[치료 효과] 가슴이나 배에 열이 나고 숨을 쉬기 곤란하거나, 말을 똑바로 할 수 없을 경우, 또는 가슴에서 배에 걸쳐서 강한 통증, 호흡을 충분하게 할 수 없을 경우에 자주 사용되는 경혈이다.

담낭염이나 황달, 담석증 등의 치료에도 효과가 있고 특히 노이로제, 히스테리, 어디가 어떻게 아픈지 확실하지 않은데 아프다고 호소하거나 딸꾹질 등에도 효과를 발휘한다.

66 기문(期門)

「期」는 만나야 할 때를 가리키며, 「門」은 출입구를 나타낸다. 즉, 기문이라는 경혈명은 몸의 기능에 관계가 있는 경혈을 연결하는 통로 중의 몇 개가 그곳에서 교차한 후에 가슴으로 순환하는 출입구에 해당한다는 뜻이다.

[경혈 찾는 법] 좌우의 유두 맨 아래의 선상에서 제9늑골이 시작되는 곳의 안쪽에 있다.

[치료 효과] 월경불순, 자궁내막증 등 부인과계통의 질환을 비롯하여 열성 소화기병으로 설사가 심할 경우, 배가 단단해지면서 당길 경우, 옆구리가 뻐근한 통증 등의 증상에 효과가 있다.

또 간장병이나 담낭염 등의 경우에는 이 경혈을 누르면 아프기도 하지만 여기를 자극하면 증상을 완화시킬 수 있다.

그 외에도 당뇨병, 노이로제, 천식발작, 딸꾹질의 치료에도 이용되고 있다.

67 대맥(帶脈)

이 경혈명은 몸의 여러 가지 기능에 관계가 있는 경혈의 통로가 체내에서 몸의 허리띠와 같이 한 번 회전하여 다발이 되는 곳이라는 의미가 있다. 또 허리띠를 맬 때의 높이에 있는 경혈이라는 의미에서 이런 경혈명이 붙여진 것이다.

[경혈 찾는 법] 장문이라는 경혈점의 아래에 있다. 장문은 팔꿈치를 구부려서 옆구리에 댈 때 팔꿈치가 몸에 닿는 곳이다. 대맥은 대략 배꼽과 같은 높이에 있다.

[치료 효과] 허리나 등의 통증이 배로 이어져서 걸을 수도 없는 경우나 장이 울리고 설

사를 하는 경우, 소변이 잘 나오지 않거나 소변보기가 힘든 증상에 효과가 있다.

　또 이 경혈은 부인병의 특효 경혈로 월경불순, 난소·난관·자궁의 병, 여성의 하복부 통증에 뛰어난 효과를 발휘하는 경혈이다. 난소·난관·자궁에 병이 생겼을 경우는 대맥에 통증이 온다. 어린이의 만성 위장장애에도 효과가 있다.

68 거료(居髎)

「居」는 굴곡·구부리다는 의미이며, 「髎」는 뼈의 모서리를 나타낸다. 따라서 거료라는

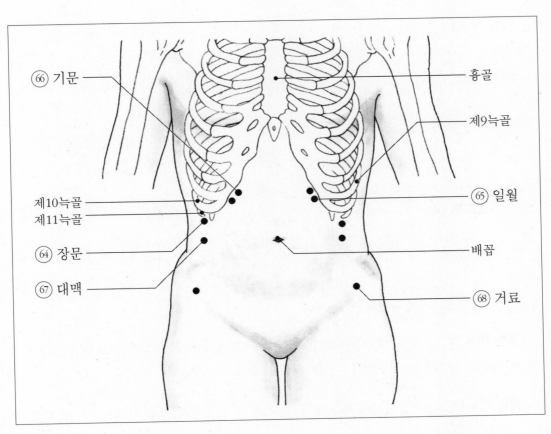

경혈명은 뼈가 돌출된 모서리로 발돋움하여 허리를 깊숙이 내리거나 뛰어넘을 때에 근육이 나타나는 곳에 있는 경혈이라는 의미가 된다.

[경혈 찾는 법] 골반의 상단을 허리에서 배로 향하여 더듬어 보면 골반의 가장 앞쪽으로, 이 경혈은 그 앞쪽에서 손가락 1마디만큼 내려간 곳에 있다.

[치료 효과] 피곤하여 무릎이 아픈 경우, 다리가 나른하여 무거운 경우, 발에 쥐가 나거나 저리는 경우, 다리가 뻐근한 경우 등의 증상에 효과가 있다. 따라서 좌골신경통 등의 치료에도 매우 효과가 좋은 경혈이다. 그 밖에 요통, 하복부 통증 치료에 자주 사용되는 경혈이기도 하다.

지압 상식 육장육부에 대응하는 경락

동양의학에서는 육장육부의 기능이 정상적으로 유지되고, 각각의 조화를 이루는 것이 인간의 건강과 밀접한 관계가 있다고 생각한다. 반대로 육장육부의 기능과 조화가 어긋나면 병에 걸리기 쉽다는 것이다.

따라서 육장육부에는 항상 그 기능을 정확하게 지속하기 위해서 에너지가 순환하고 있다고 생각할 수 있다. 즉, 인간의 육장육부로 통하는 몸속의 모든 장소에 많은 에너지가 순환하고 있다고 생각하는 것이다.

그리고 이 에너지가 흐르는 통로를 「경락(經絡)」이라고 부른다. 이 경락의 「經」은 세로로 흐르는 경맥(經脈)을 의미하고, 「絡」은 가로로 흐르는 낙맥(絡脈)을 의미하기 때문에 문자 그대로 말하면 머리 꼭대기에서 발끝까지 온몸에 에너지의 흐름이 있는 것을 나타낸다.

특히 경락의 종류는 육장육부의 12내장 기능에 관련되어 각각에 대응하고 있고, 내장의 수와 같은 12경락이 있다고 정해져 있다. 다시 말해서 폐경(肺經), 대장경(大腸經), 위경(胃經), 비경(脾經), 심경(心經), 소장경(小腸經), 방광경(膀胱經), 신경(腎經), 심포경(心包經), 삼초경(三焦經), 담경(膽經), 간경(肝經) 등의 「정경12경(正經12經)」이라고 하는 것이 그것이다.

이들은 차례대로 각각의 내장을 지난 후에 마지막으로 간장을 순환한다. 폐에서 간을 순환하고 다시 폐로 되돌아온다. 이렇게 전체의 흐름이 하나로 통합되어 연결된다는 것이다. 또 육장의 경락을 음, 육부의 경락을 양으로 구분하고 있다.

동양의학에서 이용되는 몸의 경혈은 에너지의 통로에 있고 각각의 내장 기능에 대응하는 경락을 따라서 나열되어 있다. 다리의 경혈인데 배의 증상에 효과가 있거나, 손의 경혈인데 머리의 증상에 효과가 있다는 독특한 효과는 내장에 대응하여 온몸을 순환하는 경락과 깊은 관계가 있다는 것이다.

69 오추(五樞)

「五」는 동양에서 좋아하는 번호로 행운의 숫자 중의 하나이며, 「樞」는 요점·묶다·잠그다·조정하다라는 의미로 매우 중요한 장소를 나타내고 있다.

[경혈 찾는 법] 골반의 상단을 허리에서 배쪽으로 향하여 쓰다듬어 보면 골반의 가장 앞쪽으로 오추가 있다. 거료 경혈점에서는 손가락 1마디만큼 올라간 위에 있다.

[치료 효과] 한기가 있어서 아랫배가 당기는 증상에 매우 효과가 있다. 몸이 차가워지거나 심한 과로일 경우에 허리에서 하복부·옆구리가 아플 때가 있는데 이와 같은 경우에 오추를 이용하여 치료하면 매우 효과가 좋다.

또 좌골신경통이나 정소염(精巢炎), 정소상체염(精巢上體炎) 등 남성의 생식기 질환에도 효과가 있다. 부인과 계통의 질환도 이 경혈로 치료를 한다.

70　수분(水分)

동양의학에서 말하는 「水」를 나누는 장소에 해당하는 것이므로 이 경혈명이 붙여졌다. 복부의 진찰에 부종이 있는지 없는지를 조사하기 위해서는 매우 중요한 경혈이다. 설사를 할 경우에는 이 경혈점을 누르면 통증이 있다.

[경혈 찾는 법] 배꼽 위로 손가락 1마디만큼 올라간 곳에 있다. 여기를 손가락으로 누르고 상하로 움직이면 하복부에 둔한 통증이 전해진다.

[치료 효과] 배에서 소리가 나는 복통이 있거나, 가슴이 답답한 증상, 배가 북과 같이 딱딱하고 당기는 증상, 또는 식욕이 없거나, 위와 장이 차가운 증상에 효과가 있다. 그 외에도 차갑기 때문에 생기는 등이나 허리의 통증에도 매우 효과적이다.

수분은 이수(利水)를 컨트롤하는 경혈로서 위 내의 정수, 위하수증, 비뇨 곤란, 위장병, 묽은 설사, 부종, 야뇨증 등의 치료에 이용하면 효과가 있다.

71　천추(天樞)

인체를 상하로 구분할 경우 동양의학에서는 배꼽에서 윗부분을 天이라고 부르고, 배꼽 아랫부분을 地라고 부른다. 천추는 정확하게 이 2가지 부분의 기(氣)가 교차하는 위치에 있다. 이 기라는 것은 동양의학에서 말하는 생명력, 생체를 유지하는 에너지라는 의미이다.

「樞」는 요점 · 중요하다는 의미이다. 따라서 천추라는 경혈명은 천지의 기가 교차하는 중요한 경혈이라는 의미가 된다.

[경혈 찾는 법] 배꼽의 양쪽에서 손가락 2마디만큼 바깥쪽으로 떨어진 부분에 있다.

[치료 효과] 소화기계의 위 · 소장 · 대장 · 간장 · 담낭 · 비장의 질환 전반에 걸쳐서 넓은 효과가 있다.

특히 구역질이나 구토를 동반하는 만성위염, 허약한 위 때문에 생기는 명치 끝의 통증이나 트림, 만성적인 설사에 효과가 있다. 또한 생식기인 자궁 · 난소 · 정소의 병과 호흡기계나 심장 · 뇌 신경계의 질환에서 소화기계의 기능이 쇠약해진 경우에도 이용된다.

그 외에도 신장 · 방광의 질환, 몸이 나른하여 쉬 피곤하고, 끈기가 없는 등의 전신 증상에 효과가 있다.

72 황수(肓兪)

「肓」은 구멍 즉 경혈이라는 말이며 「兪」는 흘러들어간다라는 의미이다. 즉, 황수는 나쁜 기운이 흘러들어가는 경혈이라는 의미를 나타내는 것이다.

과로했을 경우에 이 경혈을 가볍게 누르는 것만으로도 강한 통증을 느끼기 때문에 체력의 저하를 진단할 때에 이용된다.

[경혈 찾는 법] 배꼽의 좌우 양쪽으로 손가락 1마디만큼 떨어진 곳에 있다. 여기를 집게손가락으로 누르면 하복부에 통증이 전해진다.

[치료 효과] 심장병에 의한 가슴 통증, 황달, 세균성 설사, 장에 의한 복통, 위가 허약한 증상에 의한 명치 끝의 통증이나 트림, 위 · 십이지장궤양 등에 매우 효과가 좋은 경혈이다.

특히 남성쪽의 이상에 의해서 아이가 생기지 않을 경우에도 치료에 이용하면 매우 효과적이다. 또 저혈압, 당뇨병, 귀의 통증, 몸이 나른하여 쉬 피곤할 때나 변비, 눈의 충혈 등의 치료에도 사용된다.

73 관원(關元)

「關」이라는 글자는 빗장·기침·잠그다·조정하다 등의 의미이고, 「元」은 근본·두목·머리·처음·원기 등의 의미가 있다. 따라서 관원이라는 경혈명은 건강의 근본이 되는 원기를 담당하는 중요한 곳을 나타낸다.

이 장소는 신경(腎經), 비경(脾經), 간경(肝經)과 임맥(任脈)이 체내에서 교차하는 곳에 있다는 것이다.

[경혈 찾는 법] 배꼽 아래에서 손가락 3마디만큼 내려간 곳에 있으며 반드시 몸의 중심선상에 위치하고 있다.

[치료 효과] 매우 응용범위가 넓은 경혈이다. 위장장애를 비롯하여 정력 감퇴, 너무 말랐거나 너무 살찐 경우, 고혈압, 불면증, 냉증 외에도 여드름, 두드러기 등의 피부 증상 치료에 이용된다.

이 경혈은 남녀 성기의 질환에도 매우 효과가 있다. 예를 들면 소변을 보고 싶어지는 마음이 너무 자주 생기는 증상, 하복부의 팽창감이 심한 증상을 비롯하여 여성의 경우에는 자궁근종, 월경통, 월경불순, 자궁내막염, 자궁경련 등의 증상을 완화시키는 효과를 발휘한다.

또한 위장병이나 부종, 탈모, 원형탈모증, 조울증, 야뇨증 등의 치료에도 이용된다.

74 중극(中極)

「中」은 가운데·속·해당한다·요점 등의 의미가 있으며, 「極」은 깊이 연구하다·가슴·속·도달하다·만들다·반드시·끝 등의 의미가 있다. 이 두 글자의 의미를 종합해 보면 몸의 기능과 관계가 있는 경혈의 통로 중의 몇 개가 체내에서 교차하는 중요한 장소라는 것이다.

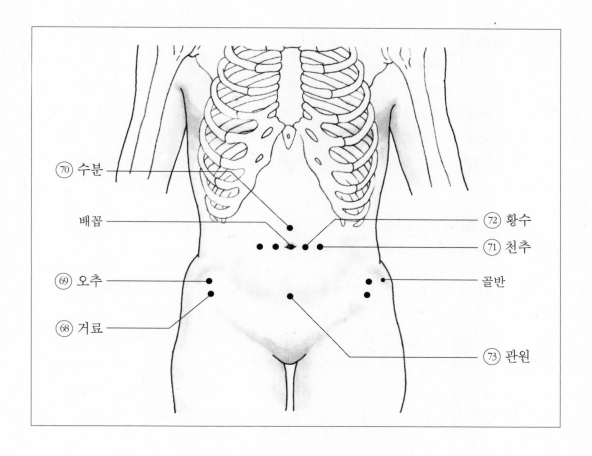

⑦⓪ 수분

배꼽

㉖⑨ 오추

㉖⑧ 거료

㉗② 황수

㉗① 천추

골반

㉗③ 관원

[경혈 찾는 법] 몸의 중심선상으로, 배꼽 아래로 손가락 4마디만큼 내려간 곳에 있다.

[치료 효과] 생식기계나 비뇨기계의 병에 효과가 있다. 방광염, 방광마비, 요도염, 신장병에 의한 상기나 부종, 임포텐츠, 야뇨증 등의 치료에 효과가 있다.

또 부인과 계통의 병에도 자주 이용된다. 자궁내막염, 대하, 월경불순, 월경정지, 월경통, 자궁근종, 하복부의 냉증·팽창감 등의 치료에 자주 이용되며 효과적이다.

그 외에도 좌골신경통, 두 다리의 류머티즘, 머리가 무거운 증상, 복막염 등에 효과가 있다.

75 기해(氣海)

이 경혈명은 동양의학에서 심신의 에너지를 나타내는 기의 바다(海)를 나타내고, 기의 변동이 집중하는 경혈인 것을 의미한다.

기가 충실하다는 것은 모든 병의 회복을 진행시키고, 기가 부족하다는 것은 증상의 회복이 지연된다는 것이다. 따라서 기해를 조절하는 것은 병의 치료 상태를 빠르게 회복시킨다는 것이다.

[경혈 찾는 법] 배꼽 아래에 있는 경혈점이다. 몸의 중심선상으로, 배꼽에서 손가락 1마디보다 적은 반폭만큼 내려간 곳에 있는 것이 기해이다.

[치료 효과] 이 경혈은 기를 모으는 곳이므로 기에 관한 모든 병에 효과가 좋다. 뇌 신경계에서 오는 신경과민성, 심신증, 히스테리, 조울증, 우울증에도 효과가 있다.

또 부인병이나 비뇨기 질환에도 효과가 있으며 방광염, 신장병, 불임증, 자궁근종, 임포텐츠, 임질 특히 월경곤란증, 월경통, 월경불순에 의한 배의 당김과 부종에도 매우 효과적이다.

그 외에도 신경성 위염, 위 질환 등 소화기 질환의 치료에 효과가 있다.

76 복결(腹結)

「腹」은 배를 나타내며 「結」은 묶다·매다·동여매다·옭아매다·매듭이라는 의미가 있지만 여기에서는 결적(結積, 응어리·통증·변비 등)의 의미가 된다. 즉 복결이라는 경혈명은 복부의 결적에 효과가 있다는 것을 나타내는 경혈이다.

[경혈 찾는 법] 배꼽의 양 바깥쪽으로 손가락 4마디만큼 떨어진 곳에서 다시 손가락 1마디만큼 약간 아래로 내려간 곳에 있다. 여기를 손가락으로 누르면 가로선상의 줄기가

느껴진다.

[치료 효과] 일반적으로 설사나 복통의 증상을 경감시키는 것 외에 변비, 옆구리 통증, 하복부의 신경통, 황달 등에 매우 효과적이다.

특히 명치가 아프거나 설사를 하는 증상, 배 속에 응어리가 생긴 증상, 배꼽을 중심으로 하여 짜는 듯한 통증이 있을 때에도 효과가 있다.

77 대거(大巨)

「大」는 크다·훌륭하다·중요하다라는 의미이며 「巨」도 같은 의미를 나타낸다. 따라서 아랫배에 중요한 경혈인 것을 나타내는 경혈명이다.

[경혈 찾는 법] 배꼽의 양쪽에서 손가락 2마디만큼 바깥쪽으로 떨어진 곳에 천추라는 경혈이 있다. 그곳에서 손가락 1마디만큼 내려간 곳에 있는 것이 대거이다.

[치료 효과] 상기되거나 냉증, 저혈압, 당뇨병, 만성위염에 의한 복부의 당김·부종, 배에서 소리가 나는 증상, 과민성위증후군, 만성적인 설사나 변비, 불면증, 반신불수, 만성 복막염, 월경곤란증 등에 효과가 있다.

특히 신염이나 신장결핵, 신우염 등의 신장병과 자궁내막염, 대하, 불임증, 월경불순 등의 부인과 계통의 병, 방광염 등 하복부 질환에 매우 효과가 있다.

대거는 남녀 어느 쪽이든 불임 치료에 효과가 있고, 특히 류머티즘이나 좌골신경통 등 하지의 병 치료에는 빠지지 않는 경혈이다.

옛날부터 좌측의 대거는 나쁜 피를 모이게 하여 부인병의 원인이 된다는 어혈(瘀血)의 유무를 조사하거나 제거하는 데 사용되었다. 따라서 상기되는 증상이나 요통, 하복부의 당김, 발의 냉증 등 어혈이 원인이 된다고 생각되는 증상에는 매우 효과적이다.

78 대혁(大赫)

「大」는 중요하다는 의미이며,「赫」은 붉은 적(赤)자가 두 개나 나열되어 불이 붉은 형태에서 와전되어 빛나다 · 반짝이다라는 의미를 나타낸다. 따라서 남성의 중요한 음경(陰莖)이 빨갛게 되고 커지는 경혈이라는 의미가 된다.

[경혈 찾는 법] 배꼽에서 손가락 4마디만큼 내려간 곳으로 몸의 중심선상에서 양쪽으로 약간 벗어난 곳에 이 경혈점이 있다.

[치료 효과] 남성의 임포텐츠나 조루, 여성의 불감증에 효과가 있는 경혈이다. 임포텐츠나 조루, 불감증 등은 정신적인 원인이 되는 경우도 있지만, 대혁과 함께 허리의 신수, 복부의 황수, 관원, 다리의 삼음교 등을 같이 치료하면 더욱 효과적이다.

이들 경혈점은 마사지, 지압, 뜸 중에서 어느 것으로 치료를 하든 매우 효과가 좋다.

79 곡골(曲骨)

「曲」은 구부러지다 · 굽다라는 의미이며「骨」은 뼈를 나타낸다. 따라서 곡골이란 구부러진 뼈, 다시 말해서 치골궁(恥骨弓)이라는 것을 나타낸다.

다른 이름으로는 회골(回骨), 굴골(屈骨), 굴골단(屈骨端), 요포(尿胞)라고도 불린다.

[경혈 찾는 법] 치골의 중심 위쪽으로, 배꼽에서 손가락 5마디만큼 내려간 곳에 있다.

[치료 효과] 하복부의 당김, 산후 대하, 월경불순, 냉증에 의해서 일어나는 장기의 기능 저하, 신허(腎虛) 등의 증상을 완화시키는 데 효과가 있다.

또 요도염, 방광염, 방광마비, 전립선비대증, 야뇨증, 만성위염, 허약한 내장 등에도 효과가 있다. 일반적으로 배꼽의 아래에서 치골의 위쪽으로 걸쳐 있는 경혈은 모두 생식기의 병에 효과가 있다고 하며 특별히 부인과 계통의 병에 매우 효과적이다.

그 중에서도 하복부의 뼈 옆에 있는 경혈은 특히 부인과 계통의 질환에 뛰어난 효과가 있다고 알려져 있다.

80 수도(水道)

문자 그대로 물이 통하는 길이라는 의미이고, 물에 관한 비뇨기, 생식기, 복수나 대변 등의 병에 치료 효과가 있는 경혈이다.

[경혈 찾는 법] 배꼽의 좌우 양쪽으로 손가락 2마디만큼 떨어진 곳에 천추라는 경혈이

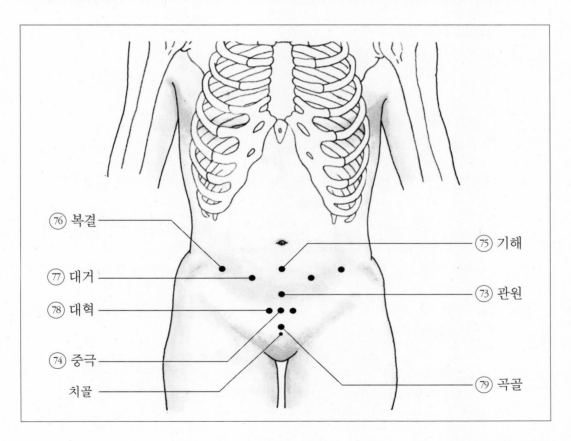

76 복결
75 기해
77 대거
73 관원
78 대혁
74 중극
79 곡골
치골

있다. 수도는 이 천추에서 손가락 4마디만큼 아래로 내려간 곳에 있다.

[치료 효과] 하복부의 여러 가지 병, 예를 들면 변이 잘 나오지 않고 하복부가 당기는 장의 질환, 소변이 잘 나오지 않고 배뇨 시에 통증을 느끼거나 소변량·배뇨 횟수에 이상이 생긴 요도염, 방광염, 전립선비대증 등에 매우 효과적이다. 또 당뇨병이나 신장병의 증상을 완화시키고 부종을 가라앉히는 데도 효과가 있다.

그 외에도 부인과 계통의 질환에 효과적이며 자궁의 여러 가지 병이나 월경·갱년기장애 등에 동반되는 요통, 복통, 하복부의 당김, 어깨에서 등과 허리에 걸쳐서 뻐근한 증상을 모두 완화시킬 수 있다.

81 음교(陰交)

음교는 3가지의 음맥(陰脈)이 체내에서 교차한다는 의미가 있다. 음맥이란 몸의 기능에 관계가 있는 경혈의 통로 중에 음양의 음으로 분류되는 것이다.

다른 이름으로는 주전(舟田), 횡호(橫戶), 소관(少關)이라고도 한다.

[경혈 찾는 법] 몸의 중심선상에 있고, 배꼽에서 손가락 1마디만큼 내려간 곳에 있다.

[치료 효과] 하복부가 차서 아플 경우나 산후의 여성 대하가 멈추지 않은 경우, 자궁 부정출혈, 헤르니아(탈장) 등의 증상에 효과가 있다. 또한 신장병, 복막염, 만성적인 설사, 월경불순, 좌골신경통 등에도 효과가 있다.

82 기충(氣衝)

「氣」는 기혈(氣血)의 기를 의미하며, 「衝」은 맥박이 느껴지는 곳을 가리킨다. 피부 위에서 느끼는 맥박의 경혈에는 衝이라는 글자가 경혈명에 붙여진다. 즉 기혈의 박동을 느낄 수 있는 곳으로 충맥(衝脈)이 일어나는 곳을 의미한다.

[경혈 찾는 법] 서혜부로, 서혜구의 거의 중앙 부분, 대퇴동맥의 박동을 느낄 수 있는 곳으로 충문(衝門)이라는 경혈이 있다. 기충은 이 충문과 성기(남성의 경우는 음경의 뿌리 부분)의 한가운데에 있다.

[치료 효과] 일반적으로 기충은 남녀의 생식기에 관련된 병에 효과가 있다. 자궁내막 증, 난소염, 난관염, 정소상체염, 월경불순, 월경통 등의 치료에 자주 사용된다.

또 냉증, 요도염, 방광염, 신우염 등의 비뇨기 질환과 복막염, 복수, 레이노병, 서혜부 의 신경통 등에도 효과가 있다. 특히 배가 당기거나 복부에 열이 있어서 생기는 통증, 음 낭의 부종, 음낭이 차가워서 아픈 증상 등에 효과가 있다. 난산일 경우에도 이 경혈을 치 료에 이용하면 효과가 좋다.

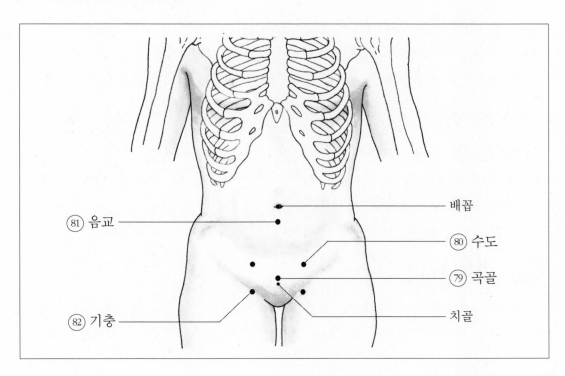

정경12경과 기경팔맥

　육장육부에는 각각의 기능에 대응한 12가지의 에너지 통로가 있다. 이것을 「경락(經絡)」이라고 하며 동양의학의 지압요법에서는 매우 중요한 것으로 취급되고 있다.

　온몸의 경락을 에너지가 차례대로 순환하고 있다면 인간의 몸은 건강을 유지하게 된다. 그러나 그 에너지에 과부족이 있다면 건강은 유지하기 어렵게 된다고 생각하는 것이다.

　그래서 등장한 것이 에너지의 과부족을 보충하는 역할을 하는 하나의 통로라는 것이다. 이것은 임맥(任脈), 독맥(督脈), 양교맥(陽蹻脈), 음교맥(陰蹻脈), 양유맥(陽維脈), 음유맥(陰維脈), 대맥(帶脈), 충맥(衝脈) 등 8개로 「정경12경(正經十二經)」에 대한 「기경팔맥(奇經八脈)」이라는 것이다.

　이들 중에서 임맥은 몸의 앞면 중앙, 턱에서 복부에 걸쳐서 중심선을 세로로 잇는 것이다. 또 독맥은 몸의 뒷면 중앙, 등뼈의 위를 잇는 것이다. 이 임맥과 독맥은 에너지의 흐름이 과부족하지 않도록 순환기계의 기능을 조절하고 있는 것으로서 특히 중요시되고 있다.

　따라서 「정경12경(正經十二經)」에는 「기경팔맥(奇經八脈)」 중에서 이 임맥과 독맥이 추가하여 14경(經)으로서 더욱 중요하게 생각되고 있다.

　그리고 이들 경락을 따라서 동양의학의 치료에 이용되는 「경혈」이 온몸의 여기저기에 흩어져 있다는 것이다. 더구나 그 수는 1년 즉 12개월의 일수와 비교되어 전부 361개로 되어 있다.

등 · 허리의 경혈

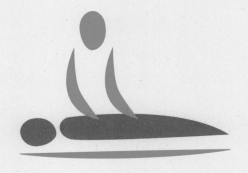

83 풍문(風門)

문자 그대로 바람의 문이라는 의미이며 여기에서의 바람은 감기를 나타낸다. 동양의학에서는 몇 개의 나쁜 기운 중의 하나인 바람의 기운 즉, 감기가 이 경혈에서 체내로 들어가기 때문에 감기가 걸린다고 생각한다.

풍문은 나쁜 바람의 기운이 들어가는 문이라는 것이므로 감기 예방이나 치료를 하는 경혈을 나타내는 것이다.

[경혈 찾는 법] 제2흉추의 좌우 양쪽에 손가락 2마디만큼 떨어진 곳에 있다.

[치료 효과] 급성 열, 상기, 호흡 곤란, 숨 쉬기 답답함, 가슴이나 등이 빠져나가는 듯한 통증, 머리 뒤쪽의 뼈근함, 구토, 현기증, 심한 두통 등의 증상에 효과가 있다.

감기는 나쁜 기운이 풍문으로 들어가서 풍지(風池)에 모여서 증상을 악화시킨다고 한다. 따라서 풍문은 감기의 초기 치료에 빠져서는 안 되는 경혈이며 감기 증상 전반에 매우 효과가 있다. 평소에도 이곳을 자주 지압해 두면 감기 예방에 도움이 된다. 그 외에도 급성 호흡기병, 소화기병, 폐렴 치료에도 자주 이용된다.

풍문에는 뜸을 뜨는 치료가 가장 효과적이며, 보다 효과적인 치료를 하고 싶은 경우에는 침을 놓고 난 뒤에 뜸을 뜨면 뛰어난 효과를 기대할 수 있다.

84 폐수(肺兪)

동양의학에서 말하는 폐에 나쁜 기운이 들어가는 곳이 이 경혈이다. 따라서 폐수는 폐의 상태를 진단하는데 있어서 매우 중요한 곳이다.

[경혈 찾는 법] 제3흉추에서 좌우 양쪽으로 손가락 2마디만큼 떨어진 곳에 있다.

[치료 효과] 호흡기의 질환 전반에 보다 효과가 좋은 경혈이다. 특히 기관지 천식, 감기

증상 전반, 만성기관지염에 의한 기침이나 토혈, 결핵성의 열, 어깨·등·가슴의 통증, 폐결핵에 효과가 있다.

그 외에도 허리에서 어깨나 등에 강한 결림, 몸이 차갑거나 열이 나기 때문에 일어나는 호흡곤란이나 여드름, 종기, 당뇨병, 피로에서 오는 몸의 나른함, 황달, 심신증 등의 치료에도 효과가 좋다.

이 경혈은 뜸을 뜨는 것도 효과가 좋지만 그보다는 세게 자극을 하면 할수록 효과가 증대된다.

85 심수(心兪)

동양의학에서 말하는 심장에 나쁜 기운이 들어가는 장소이기 때문에 이러한 경혈명이 붙었다. 동양의학에서 말하는 심장은 정신을 담당하는 곳으로, 정신적인 쇼크가 심장 발작으로 이어지기 쉽다는 것을 나타내는 것이다.

협심증 등의 심장 발작이 일어날 경우에는 심수의 주변이 아플 뿐만 아니라 좌우 손바닥쪽과 새끼손가락쪽의 부분에 걸쳐서 통증이 전해진다. 이런 발작이 일어날 때에는 직접적인 효과가 있는 심수와 거궐(巨闕)이나 전중(膻中), 음극(陰郄) 등을 치료에 사용하면 좋다.

[경혈 찾는 법] 제5흉추의 좌우 양쪽으로 손가락 2마디만큼 떨어진 곳에 있다.

[치료 효과] 가슴이 두근거리거나 머리가 무거운 증상, 상반신이 상기되고 하반신이 차가운 증상, 초조해하거나 등에서 가슴에 걸친 통증 등의 증상에 매우 효과가 있다. 심신증, 히스테리 등의 마음의 병을 비롯해 구토, 조울증, 위장병, 늑간신경통, 만성기관지염, 어린이의 허약 체질, 야뇨증 등의 치료에도 사용되는 경혈이다.

심수 경혈의 치료에는 뜸이 효과적이다. 뜸을 뜰 경우에는 여러 번에 걸쳐서 많이 뜨는 것이 더욱 효과가 좋다.

86 대저(大杼)

「大」는 존칭, 「杼」는 물을 퍼낸다 · 배제한다라는 의미이다. 따라서 대저라는 경혈명은 골수에 모여 있는 나쁜 기운을 배제하는 경혈이라는 것을 나타낸다. 또 대저는 골수를 배양하는 경혈로서도 잘 알려져 있다.

[경혈 찾는 법] 정좌를 하고 목 뒤쪽을 아래로 향하여 더듬어 가면 처음으로 융기된 제7경추에 닿는다. 더욱 아래로 내려가면 제1흉추가 있고, 그 아래에 오목하게 들어간 부분에서 좌우 바깥쪽으로 향하여 손가락 2마디만큼 떨어진 곳이 대저이다. 이 대저를 손가락으로 누르면 가벼운 통증을 느낄 수 있다.

[치료 효과] 발열을 해도 땀이 나지 않기 때문에 열이 내려가기 힘든 경우, 어깨나 등의 근육에 경련이 일어나는 경우, 어린이 경련 등의 증상에 매우 효과가 있다.

특히 어깨나 등의 통증, 두통, 머리가 무거운 증상, 오한, 목이 비스듬하게 구부러지는 증상, 피로, 기침이나 담, 발열, 현기증, 복통, 가슴이 답답한 증상, 머리 부분에 관한 병 등 많은 증상에 효과가 있는 경혈로 잘 알려져 있다.

87 신주(身柱)

「身」은 몸, 「柱」는 기둥 즉 집을 지탱하는 중요한 대들보와 같다는 의미를 지니고 있다. 몸의 대들보 역할을 하고 있는 것이 바로 신주라는 것이다. 다른 이름으로는 산기(散氣)라고도 한다.

[경혈 찾는 법] 좌우 견갑극(肩甲棘)의 안쪽을 연결한 선의 높이에 제3흉추극돌기(第3胸椎棘突起)가 있는데, 신주는 바로 그 아래에 있다.

[치료 효과] 머리 · 목덜미 · 목 · 어깨에서 등에 걸친 통증이나 결림, 간질, 경련, 헛소

리, 어린이의 짜증(신경과민증)에 효과가 있는 경혈이다.

산기(散氣)라고 불리듯이 모여 있던 나쁜 기운을 제거해버리는 경혈로서 잘 알려져 있고, 어린이의 체력을 보강하고 몸을 튼튼하게 만드는 곳이다. 따라서 허약한 체질을 개선하는 데도 자주 이용되고 있다.

어린이에게 나타나는 여러 가지 증상 치료에 중요한 경혈로 알려져 있는 신주이지만, 어른들의 신경성 질환을 치료하는 데도 매우 효과가 좋은 경혈이다.

또 신경증, 히스테리, 얼굴의 신경통이나 기관지염, 천식, 감기, 코피, 탈모, 원형탈모

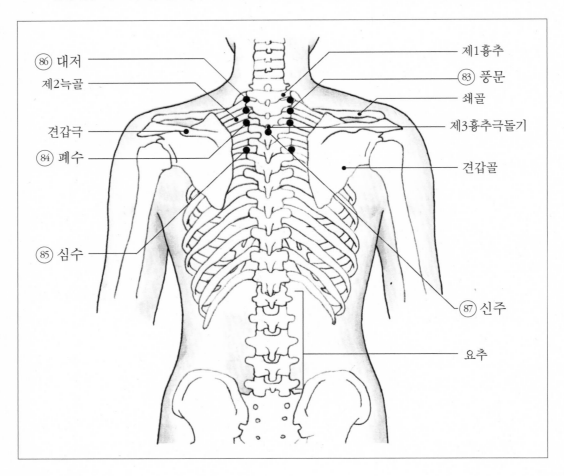

증 등의 치료에도 효과가 있고 그 외에도 응용범위가 매우 넓은 경혈이다.

88 부분(附分)

「附」는 붙다·부착하다는 의미이지만 여기에서는 상지(上肢, 양쪽 팔)를 가리킨다. 또 「分」은 나누다·갈라지다는 의미이다.

이 경혈은 몸의 기능에 관계가 있는 경혈의 통로 중 몇 개가 체내에서 갈라지는 장소이기 때문에 이러한 이름이 붙여진 것이다.

[경혈 찾는 법] 제2흉추에서 좌우 양쪽으로 손가락 3~4마디만큼 떨어진 제2늑간(제2늑골과 제3늑골)에 있다. 이 경혈은 견갑골의 안쪽으로 덮여져 있는 경우가 많기 때문에 견갑골을 벌어지게 하고 찾는 것이 좋다.

[치료 효과] 어깨에서 등에 걸친 결림·통증, 목이 아파서 돌릴 수 없는 증상, 감기에 의한 몸의 피로, 팔 앞쪽에서 팔꿈치에 걸친 마비에 효과가 있는 경혈이다.

특히 척추가 굳어지는 강직성 척추염의 치료에 매우 효과가 좋다. 이 병은 나이가 들어감에 따라서 척추와 척추 사이의 수분이 빠져나가서 굳어지는 것이 원인으로 일어나는 병이다. 따라서 척추를 뒤로 젖힐 수도 없게 되거나 몸을 옆으로 돌리는 것도 매우 고통스럽게 된다. 가슴을 세게 압박하기 때문에 가슴이 답답하거나 기침, 숨이 차거나 가슴이 두근거리는 것이 심해지는 증상 등을 일으킨다. 부분은 이러한 증상에 매우 효과가 좋다. 또 상완(上腕) 신경통의 치료에도 이용되는 경혈이다.

89 백호(魄戶)

「魄」은 폐에 머물고 있는 정기, 「戶」는 출입하는 곳이라는 의미이다. 이 두 글자를 합쳐 보면 동양의학에서 말하는 폐의 나쁜 기운이 출입하는 곳이라는 의미가 된다.

폐의 병에서 일어나는 정서적인 불안정·신경과민이 나타날 때는 이 경혈을 치료한다. 백호는 폐수 옆에 있고 폐에 관한 병에 매우 좋은 효과가 있다.

[경혈 찾는 법] 견갑골의 위쪽으로 견갑극이라는 뼈의 돌출부분 안쪽 끝을 연결한 선의 높이에 있는 것이 제3흉추극돌기이다. 백호는 이 제3흉추극돌기에서 좌우로 손가락 3~4마디만큼 떨어진 제3늑간(제3늑골과 제4늑골 사이)에 있다.

[치료 효과] 기침이 나오고, 목이 알싸하며, 얼굴이 화끈거리며 발이 차갑고, 팔꿈치의 통증, 과로에서 오는 심신의 쇠약, 목덜미의 뻐근함 등의 증상에 효과가 있다.

폐결핵, 폐기종, 천식, 기관지염 등 폐에 관한 질환 및 증상 전반이나 목·어깨의 결림, 오십견 등에 좋은 효과가 있다.

90 궐음수(厥陰兪)

「厥」은 혈액순환이 나쁜 것을 나타내며, 「陰」은 동양의학에서 말하는 음증(陰症)이다. 음증이란 생체 기능이 쇠약해지면서 순환기계 등에 장애를 일으키는 것을 말한다.

따라서 궐음수는 순환기계 등의 장애로 병이 안에서 가득 차서 차가워질 때에 사용되는 경혈을 나타낸다.

[경혈 찾는 법] 제4흉추에서 양쪽으로 손가락 2마디만큼 떨어진 곳에 있다.

[치료 효과] 늑간신경통이나 심장병, 호흡기 질환 등에 효과가 있다. 기침이 심하거나, 상기되거나, 차가워지는 증상과 구토, 가슴이 답답함, 가슴이 아픈 증상, 정신적인 고통, 치통 등의 증상에 자주 사용된다.

특히 혈액순환이 나빠서 냉한 체질인 사람은 가슴이 답답하거나 두근거리는 탓으로 끈기 있게 지속할 수 없는 경우가 많은데 그런 증상이 나타날 경우에는 이 경혈을 정성껏 마사지하면 증상을 진정시키고 편안해질 수 있다.

또 궐음수는 심신증, 과민성장증후군 등 정신적인 영향으로 볼 수 있는 증상의 치료에도 이용되고 있는 경혈이다.

91 고황(膏肓)

고약(膏藥)이란 외용약이지만, 원래는 난치병에 효과가 좋은 약이라는 의미였다. 여기에서의 「膏」는 불치의 난치병을 가리키며, 「肓」은 혈·경혈을 의미하기 때문에 고황이라는 경혈명은 치료하기 어려운 증상이나 병을 치료하는 경혈이라는 의미가 있다.

순환기 질환이나 호흡기 질환이 있으면 여기에 단단한 응어리가 생길 정도로 반응이 민감한 경혈이다.

[경혈 찾는 법] 제4흉추에서 좌우 양쪽으로 손가락 4마디만큼 떨어진 제4늑간(제4늑골과 제5늑골의 사이)에 있다.

[치료 효과] 팔이나 어깨에서 등으로 이어지는 통증, 두근거림이나 숨이 차는 증상, 기침, 담, 가슴의 통증을 진정시키는 데 효과가 있다. 특히 어깨 결림이나 오십견에 효과가 좋다.

혈액순환 장애는 심장에 장애가 있기 때문에 일어난다. 혈액순환이 나쁘고 손발이 항상 차가운 듯한 경우에는 이 경혈을 치료하면 매우 효과가 좋다. 그리고 만성적인 냉증은 심장의 기능이 좋아지게 됨으로써 함께 회복된다.

92 신당(神堂)

「神」은 신·마음을 의미하며 「堂」은 집·궁전을 가리킨다. 동양의학에서는 심장에 신이 머문다고 생각하며 신이 머무는 곳이 있다고 하였다. 따라서 문자 그대로 신당은 신이 머무는 궁전이라는 의미를 지닌 것으로 심인성 질환 등에 관련이 있다는 것을 알 수 있다.

[경혈 찾는 법] 견갑골의 안쪽 부분에 있는 경혈이다. 제5늑골과 제6늑골 사이로, 제6흉추에서는 늑골을 따라서 좌우 양쪽으로 손가락 3~4마디만큼 떨어진 곳에 있다.

[치료 효과] 가슴 옆이나 등에 심한 통증이 있고, 오한이 있거나 발열을 반복하는 증상, 가슴에서 배에 걸친 통증, 숨이 차거나 호흡이 곤란한 증상에 효과가 있다.

또한 기관지염, 천식, 늑간신경통, 오십견, 심장병 등의 모든 증상에 효과가 있다.

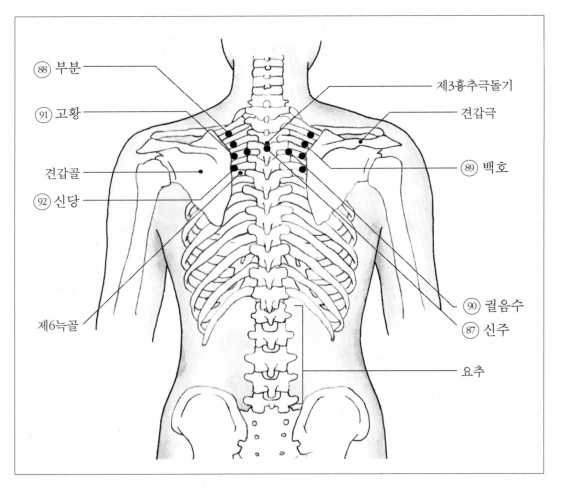

93 격수(隔兪)

「隔」은 횡격막의 격으로 사이를 두다라는 의미이며, 횡격막 근처에 있고 가슴과 배를 사이에 둔 매우 중요한 경혈이다.

[경혈 찾는 법] 제7흉추의 양쪽에서 손가락 2마디만큼 떨어진 곳에 있다.

[치료 효과] 늑골에서 옆구리에 걸친 통증, 열이 올랐다가 내렸다가 하는 증상, 배가 당기고 아픈 증상, 위가 아프거나 횡격막의 경련, 몸이 차가운 증상, 목이 따끔거리는 증상에 효과가 있다.

또 심장부를 찌르는 듯한 통증, 위ㆍ십이지장궤양, 위염, 위경련의 통증, 음식물을 먹으면 구토하는 위장병, 폐결핵에 의한 전신의 나른함, 기침이 멈추지 않고 구토를 동반하는 등의 증상에도 효과가 있다.

특히 격수는 혈액 질환의 특효 경혈이고 각혈, 토혈, 심장 질환에도 이용되고 있다. 가슴과 복부 기능의 컨트롤이 무너져서 일어나는 불면증에도 매우 효과가 있다. 만성 소화기 질환에는 침으로 치료하는 것이 더욱 효과적이다.

94 격관(隔關)

「隔」은 사이를 두다라는 의미가 있다. 횡격막의 근처에 있는 것에도 관계가 있다.

[경혈 찾는 법] 견갑골의 안쪽 부분에 있는 경혈이다. 제7흉추의 좌우 양쪽으로 손가락 4마디만큼 떨어진 곳에 있다.

[치료 효과] 불면증이나 구역질, 딸꾹질, 음식물이 메이는 증상을 완화시킬 때에 이용된다.

95 간수(肝兪)

이 경혈은 동양의학에서 말하는 간장의 병이 원인이 되는 나쁜 기운이 흘러들어 가는 곳이다. 간장이 약하면 명치에서 늑골 특히 오른쪽 옆구리에 압박감이 있고 간수의 위치에 강한 결림이 나타나는 듯하다.

간장의 이와 같은 기능 쇠약을 치료하는 것이 간수이고, 그것이 그대로 경혈명이 된 것이다.

동양의학에서는 간수와 기문(氣門)을 사용하여 간장의 상태를 진단하는데 이 두 가지 경혈은 현대의학에서 말하는 간장의 위치와 일치한다.

[경혈 찾는 법] 제9흉추에서 좌우 양쪽으로 손가락 2마디만큼 떨어진 곳에 있다.

[치료 효과] 간염, 간기능장애, 간장비대, 담석증, 담낭염 등의 치료에 사용된다. 또한 흉막염, 늑간신경통, 요통, 신경쇠약, 불면증, 간질, 중풍, 반신불수, 허약 체질, 당뇨병, 구내염 등 매우 여러 가지 병에 효과가 있다.

증상에 따라서는 양쪽 옆구리의 경련, 자다가 몸을 뒤척거릴 수가 없으며, 가슴이나 등의 통증·경련, 황달, 병 때문에 시야가 좁아지는 증상, 혈담, 근육의 경련, 수영을 할 때 종아리에 생기는 경련, 숙취나 멀미에 의한 구역질·구토, 식욕부진, 현기증이나 앉았다가 일어설 때 생기는 어지러운 증상 등 많은 병에 효과가 있으며 매우 응용범위가 넓은 경혈이다.

또 간장에는 외부에서 체내로 들어간 독을 정화하는 기능이 있기 때문에 간장의 위치에 있는 간수는 해독의 특효 경혈로서도 알려져 있다.

96 지양(至陽)

동양의학에서는 인체의 제7흉추부터 위쪽을 양이라고 하고, 그곳에서 아래를 음으로 나

눈다. 지양은 그 경계선에 있는 경혈로 여기에서 양에 이른다는 의미를 나타내고 있다.

   [경혈 찾는 법] 좌우 견갑골의 아래 끝을 연결한 높이에서 약간 앞뒤에 제7흉추극돌기
가 있다. 지양은 바로 그 아래에 있는 경혈이다.

   [치료 효과] 위염, 위아토니, 소화불량, 식욕부진, 위산과다증 등의 소화기계의 질환에
효과가 있다. 또 머리가 무거운 증상 · 히스테리 등의 신경증상이나 불면증, 허리나 등의

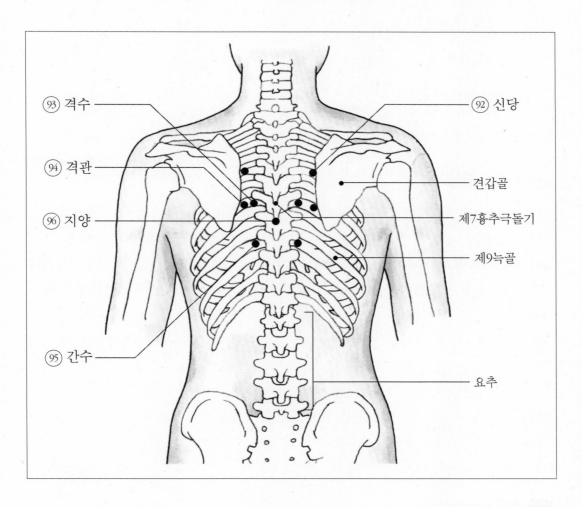

통증, 가슴 통증, 흉막염, 늑간신경통, 사지 마비, 기관지염, 천식, 황달 등의 치료에 자주 사용되고 있다.

특히 지양은 신장의 기능 저하에 의해서 일어나는 열의 증상 치료에 중요한 경혈이기도 하다. 신장의 기능에 이상이 있으면 신열(腎熱)이라고 해서 온몸에 열이 나지만 이때 지양을 자극하면 열이 내려간다.

97 담수(膽兪)

이 경혈은 동양의학에서 말하는 담에 나쁜 기운이 흘러 들어가는 곳으로 담의 병을 제거하는 경혈이므로 이러한 이름이 붙여졌다. 현대의학에서 말하는 담낭에 병이 생겼을 경우에도 여기에 통증이 나타난다. 또 담수에 대해서 복부에 있는 일월(日月)은 치료에 함께 사용되는 중요한 경혈이다.

[경혈 찾는 법] 담수는 제10흉추에서 좌우 양쪽으로 손가락 2마디만큼 떨어진 곳에 있다.

[치료 효과] 심장의 주변에서 배 주변이 당기거나, 입 속이 아프거나, 혀가 마르고, 가슴과 옆구리에 통증이 생기는 증상, 두통, 오한, 겨드랑이 아래에 부종, 목의 통증, 결핵으로 인한 발열, 소화불량, 위가 약해서 생기는 명치 끝의 통증, 트림 등의 증상에 효과가 있다.

특히 만성 담낭염, 담석증 치료에서는 이 경혈에 침이나 뜸을 뜨는 것이 매우 효과가 있다.

동양의학에서는 「간담상조(肝膽相照)」라고 해서 간장과 담낭은 항상 겉과 속처럼 상부상조하고 서로 보충해가면서 기능을 유지하고 있는 것이라고 하였다. 따라서 간수 경혈이 효과가 있는 병에는 담수도 효과적이다.

몸의 에너지 순환을 유지하는 기혈

동양의학에서는 인간의 몸의 기본이 되는 육장육부에는 그 기능이 정상적으로 유지되기 위해서 에너지 순환이 끊임없이 일어난다고 한다.

이 에너지가 통하는 통로가 「경락(經絡)」이라고 불리는 것이며, 그곳에는 많은 경혈이 존재하고 있다. 반대로 말하면 인간의 몸에 있는 경혈의 통로는 몸에 흐르는 에너지의 통로인 것이다.

그러면 이 에너지란 구체적으로는 어떤 것일까?

기(氣)와 혈(血)의 흐름은 생명유지에 필수 불가결

무릇 동양의학에서는 인간의 몸에는 경락을 통해서 기(氣)와 혈(血)이 흐르고 있다고 생각하였다. 이 혈(血)은 혈액과 거의 같다고 생각해도 좋다. 한편 기(氣) 쪽은 지금까지 에너지, 활력이라는 의미로 이해된 것이다. 이것을 합쳐서 「기혈(氣血)」이라고 하는데 이 기혈이 경락을 흐르는 심신의 에너지라고 말할 수 있는 것이다.

또 이 에너지는 경락을 강에 비교하면 물과 같이 끊임없이 흐르고 있기 때문에 「경수(經水)」라고도 불린다.

이런 기혈 또는 경수라고 불리는 에너지의 흐름은 현대의학의 순환계나 신경계와는 전혀 다른 것이다. 그러나 동양의학의 견지에서 보면 그것은 인간이 생명을 유지하기 위해서 필요 불가결한 것이다. 그리고 어떻게 하면 이 에너지의 흐름을 막힘 없이 순조롭게 할 수 있는 것인가라고 생각되는 치료법의 하나가 현재까지도 전해지는 지압요법이라는 것이다.

98 비수(脾兪)

비수란 동양의학에서 말하는 비장에 나쁜 기운이 흘러 들어가는 곳을 의미하며 그것이 그대로 경혈명이 된 것이다.

동양의학에서 말하는 비장은 현대의학에서 말하는 비장뿐만 아니라 췌장도 가리킨다. 췌장은 인슐린이라는 물질을 분비하고 있고 이 분비가 저하되면 당뇨병이 생기는데, 담수를 자극하면 췌장의 기능 조절에 연결되어 당뇨병의 증상을 완화시키는 효과가 있다.

또 「脾」에는 의지가 머물고 있다고 하기 때문에 기분의 안정을 유지하는 데 좋은 경혈이다.

[경혈 찾는 법] 제11흉추에서 양쪽으로 손가락 2마디만큼 떨어진 곳에 있다. 양쪽 팔을 몸에 딱 붙이고 펼쳐서 좌우의 팔꿈치를 연결한 선의 높이를 기준으로 하여 찾는 것도 좋다.

[치료 효과] 배·가슴·등에 걸친 통증, 황달, 상지·하지의 통증과 마비, 복부의 응어리, 오한과 차가운 증상, 몸이 나른함, 목이 마름, 식욕부진, 구역질 등에 효과가 있다.

특히 「비위」라고 하듯이 동양의학에서 말하는 비장과 위는 서로 도와주는 관계에 있기 때문에 비장의 상태가 나쁘면 위도 상태가 나빠진다. 위에 대한 병, 식욕부진, 소화불량 등은 비장의 상태가 나쁜 증상에서 일어나는 경우가 많기 때문에 비수는 그들의 치료에도 이용된다.

99 위수(胃兪)

「兪」란 나쁜 기운이 흘러 들어가는 곳이라는 의미이다. 자연계에 있어서 모든 나쁜 기운은 수혈(兪穴)로 분류되는 경혈에서 체내로 들어가고 내장에 침입하여 병을 일으키게 된다.

위수는 위 내장의 수혈이며 동양의학에서 말하는 위에 나쁜 기운이 흘러 들어가는 곳으로 이것이 그대로 경혈명이 된 것이다.

위의 내장 상태를 판단하는 데는 이 위수와 중완(中脘)을 사용한다.

[경혈 찾는 법] 제12흉추에서 좌우 양쪽으로 손가락 2마디만큼 떨어진 곳에 있다.

[치료 효과] 소화기계의 질환에 효과가 있다. 예를 들면 만성위염, 급성위염, 위하수, 위아토니 등의 경우에는 이 경혈이 세게 반응한다.

그 외에도 배가 당기고 식욕이 없다, 위 주변이 차갑다, 구역질·구토, 장에서 소리가 난다, 배가 아프다, 유아기에 우유를 토해내는 증상 등에 효과가 있다. 위장의 상태가 나쁘면 입 속이나 혀가 나빠져서 구내염, 구각염이 생기기 쉽지만 위수는 그것들을 치료하는 데에 이용되며 효과도 매우 좋다.

특히 당뇨병, 초조한 증상이나 히스테리의 치료에도 이용되며 효과적이다. 위수는 담수와 함께 「위(胃)의 6뜸」이라고 불리며 뜸을 자주 뜨는 것이 위장의 상태를 매우 좋게 한다. 또 치질의 치료에도 유효한 경혈이다.

100 삼초수(三焦兪)

동양의학에서는 기본적으로 육장육부라는 사고 방식이 있다. 이 사고 방식에 포함되어 있는 삼초에 병의 원인이 되는 나쁜 기운이 흘러 들어가는 곳을 삼초수라고 말한다.

동양의학에서는 인체를 위에서 아래까지 天·人·地라는 부분으로 나눠서 생각하고 있다. 삼초수는 이 세 가지를 순환하는 혈액의 흐름, 열원을 조절하는 매우 중요한 경혈이다.

인간을 비롯한 항온동물의 체온은 항상 37도 정도로 유지하고 있다. 이것은 항온동물이 외부 환경의 기온에 따라서 혈액순환을 조절하고 있기 때문이다. 이 혈액순환을 컨트롤하는 것이 삼초의 내장인 것이다.

[경혈 찾는 법] 허리의 좌우에 있는 큰 장골(腸骨)의 가장 윗부분을 연결한 선(야코비선)의 중앙은 제4요추에 해당한다. 삼초수는 그곳에서 3개 위에 있는 제1요추의 양쪽으로 손가락 2마디만큼 떨어진 곳에 있다.

[치료 효과] 심신이 쉬 피곤하며 몸이 나른하고, 겨드랑이 아래에 땀을 많이 흘리고, 장에서 소리가 나며, 소화불량, 복통을 동반하는 설사, 두통, 허리에서 등으로 이어지는 뼈근함, 여성의 하복부의 뼈근함, 너무 마르는 증상 등에 효과가 있다.

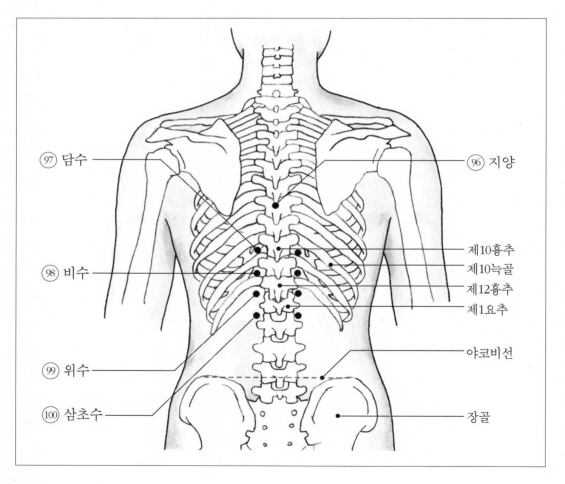

97 담수
96 지양
제10흉추
제10늑골
98 비수
제12흉추
제1요추
야코비선
99 위수
100 삼초수
장골

소화기계의 병 증상 개선에 폭넓게 사용되는 것 외에 구내염이나 습진, 여드름, 종기 등의 치료에도 효과가 있다.

101 신수(腎兪)

동양의학에서 말하는 신장으로 나쁜 기운이 흘러 들어가는 곳이라고 하여 그것이 그대로 경혈명이 된 것이다.

[경혈 찾는 법] 옆구리의 가장 아래에 있는 늑골의 끝부분과 같은 높이에 있는 척추가 제2요추이다. 이 제2요추의 양쪽으로 손가락 2마디만큼 떨어진 곳이 바로 신수라는 경혈이다.

[치료 효과] 신수의 응용범위는 매우 광범위하다. 생식기 질환, 비뇨기 질환, 호흡기 질환, 순환기 질환, 신경계 질환, 부인과계 질환, 대사 이상 등 여러 가지 증상에 효과가 있다.

현기증, 앉았다가 일어날 때 생기는 어지럼증, 고혈압, 당뇨병, 너무 말랐거나 너무 살찐 증상, 불면증, 눈의 피로, 귓병, 중이염, 오십견, 좌골신경통이나 갑자기 허리를 삐끗하여 움직일 수 없는 증상 등 허리의 통증, 또 기미, 주근깨, 배에서 소리가 나는 증상 등 모든 병과 증상에 사용되는 경혈이다.

특히 비뇨기계의 신장병이나 방광염, 요도염, 부인과계의 월경곤란증, 월경통, 월경불순, 불임증, 발이 차가운 증상에도 뛰어난 효과를 발휘한다.

그 외에도 치질, 탈항(脫肛), 직장탈(直腸脫), 임포텐츠, 어린이의 허약 체질이나 야뇨증에도 효과가 있다.

예를 들면 가벼운 피로일 경우에 이 경혈을 마사지하면 전신에 생명력이나 기력을 불어넣고, 몸의 상태를 매우 좋게 만들어준다.

102 지실(志室)

「志」는 마음·뜻의 의미이지만 신장에 대한 정기라는 의미도 있다. 「室」은 방·집을 나타낸다. 옛날부터 「腎에는 志가 머문다」라고 하였고, 타고난 체력의 강약을 이 경혈에서 알 수 있다.

신장에 병이 생겼다면 쉬 피곤하여 정기가 약해지고 몸에 원기가 없어지게 된다. 이 상태를 신허(腎虛)라고 말하는데, 지실은 이와 같은 경우의 상태 개선에 빠져서는 안 되는 경혈이다.

[경혈 찾는 법] 좌우 늑골의 가장 아래 끝을 연결한 선과 척추와 교차하는 곳이 제2요추이다. 지실은 이 제2요추에서 좌우로 손가락 4마디만큼 바깥쪽에 있다. 신수에서는 손가락 2마디만큼 바깥쪽에 있다.

[치료 효과] 전신의 피로감이나 나른함에 자주 이용된다. 등에서 허리에 걸친 강한 통증, 배 속이 매우 딱딱하게 긴장하고 있거나, 배뇨가 잘 되지 않는 증상에도 효과가 있다. 또 고환(睾丸)의 부종, 음부분의 종기, 음부분의 통증, 음식물이 소화되지 않는 증상, 음식물을 먹으면 토해내는 증상, 급성 위막염, 좌골신경통 등에도 효과가 있다.

이뿐만 아니라 신장병, 임포텐츠에도 효과가 있는데, 이 경혈은 세게 누르면 안 되며 옆으로 밀 듯이 누른다.

103 명문(命門)

문자 그대로 이 경혈은 생명의 문이라는 의미이다. 인간의 생명력의 중심인 것에서 이 경혈명이 붙여진 것이다. 다른 이름으로는 신간(腎間)의 기(氣), 선천(先天)의 원기(元氣)라고도 말한다. 신간의 기, 선천의 원기가 이 경혈로 출입하여 건강을 유지한다는 것이다.

[경혈 찾는 법] 제2요추의 중심에 있으며, 좌우 신수의 한가운데에 있다.

[치료 효과] 요통, 정력 감퇴에서 일어나는 귀울음, 두통, 결핵성의 열, 여성의 질병이나 월경이상, 대하 등에 효과가 있다.

또 머리가 깨질 듯한 통증, 몸의 발열, 어린이의 짜증이나 경련 등의 증상에도 사용된다. 특히 자궁출혈, 장출혈, 치질출혈, 코피 등의 출혈을 멈추게 하는 효과가 있으며, 피가 멈추게 하기 위해서는 뜸을 뜨는 것도 매우 효과적이라고 알려져 있다.

이 경혈은 선천의 원기가 머무는 곳으로 되어 있고 인간이 선천적으로 갖고 있는 몸의 상태나 체력을 건강하게 하는 기능이 있다. 따라서 허약한 체질이나 정력 감퇴, 요통 치료에 사용하여 효과가 있는 것이다.

이 경혈과 함께 선천의 원기인 신수, 후천의 원기인 삼초수, 원기에 관한 경혈이라고 말하는 관원(關元)을 사용하면 스태미나를 증진하는 데 매우 효과적이다. 그리고 병으로 체력을 소모해 버렸을 때는 이들 경혈을 자극하면 체력의 회복을 도모하는 데 매우 효과가 있다.

104 대장수(大腸俞)

동양의학에서 말하는 대장에 나쁜 기운이 흘러 들어가는 곳이 이 경혈이다. 대장에서 생기는 여러 가지 증상은 대장수와 천추(天樞)를 함께 치료하면 효과가 있다.

천추도 복부의 병 전반에 매우 좋은 효과가 있지만 대장수와 서로 조화를 이루어야 경혈 자극에 더욱 효과를 볼 수 있다.

[경혈 찾는 법] 제4요추에서 바깥쪽으로 손가락 2마디만큼 떨어진 곳에 있다. 허리의 좌우에 있는 큰 장골(腸骨)의 가장 윗부분을 연결한 야코비선을 기준으로 하여 제4요추를 찾으면 비교적 쉽게 찾을 수 있다.

[치료 효과] 등의 결림, 허리와 다리에 걸친 통증, 갑자기 허리를 삐끗해서 생기는 통증, 배의 당김·부종, 배에서 이상한 소리가 나는 경우, 배꼽 주변이 끊어질 듯이 아픈 경우, 만성적인 설사·변비, 만성적인 위염, 하복부가 쥐어짜듯이 아픈 통증, 대변이나 소변이 잘 나오지 않는 등의 증상에 효과가 있다.

위장의 상태가 나쁜 경우 대장에 원인이 있을 때는 배에서 소리가 나거나, 하복부가 아프거나, 설사나 변비, 등의 결림, 요통 등의 증상이 생긴다. 이와 같은 증상이 있을 경우에는 대장수를 치료하면 효과적이다.

105 소장수(小腸兪)

동양의학에서는 소장에 나쁜 기운이 들어가는 곳이 이 경혈이라고 한다. 관원(關元)과 병행하여 치료하면 소화기, 비뇨기의 병에 효과가 있다.

동양의학에서는 소장은 위장과 비장에 연결되어 음식이 배를 순환하는 사이에 물과 찌꺼기로 나누어지게 하는 역할을 한다고 본다.

배꼽을 중심으로 한 복통일 경우 소장에 병의 원인이 있어서 생기면 설사를 하고, 대장의 병이 원인으로 생기면 배가 무지근하게 된다.

소장수, 방광수(膀胱兪), 중려수(中膂兪), 상료(上髎), 하료(下髎)는 모두 엉덩이 부분에 있고, 남녀의 생식기병에 깊은 관계가 있다.

[경혈 찾는 법] 선골(엉덩이 부분의 편평한 뼈) 위에 있다. 선골에는 좌우 각각 4개의 오목하게 들어간 부분(後仙骨孔)이 있는데, 그 중에서 가장 위쪽으로 오목하게 들어간 부분의 바깥쪽으로 손가락 1마디만큼 떨어진 곳에 소장수가 있다.

무릎을 감싸면서 몸을 웅크리고 허리에서 아래를 더듬으면 선골 모양을 잘 찾을 수가 있다.

[치료 효과] 소변 색이 이상하고, 소변의 양이 적고, 하복부가 쑤시는 듯한 통증, 다리

의 부종, 숨이 차거나 식욕부진, 대변에 고름이나 피가 섞여 나오거나, 치질 통증, 여성 대하 등의 증상에 효과가 있다.

또 배꼽을 중심으로 한 복통으로 설사가 심할 경우는 물론 변비에 걸렸을 경우에도 효과가 있다. 설사나 변비, 여성의 질병 등 하복부의 병에서 오는 허리의 통증에는 이 경혈의 주변을 따뜻한 습포로 한 뒤에 마사지나 지압 등의 치료를 실시하면 효과가 증가된다.

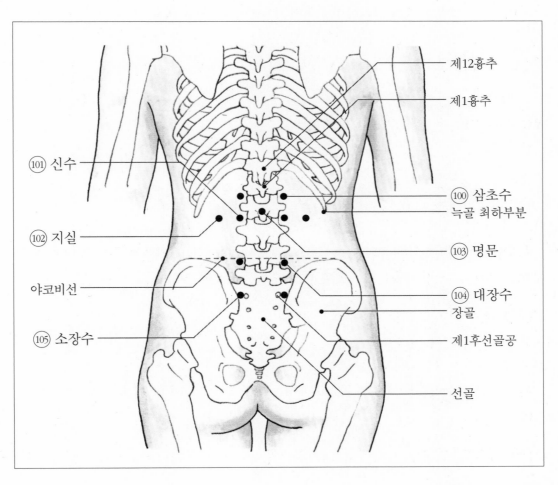

106 관원수(關元兪)

[경혈 찾는 법] 허리에 있는 경혈이다. 제5요추에서 좌우 양쪽으로 손가락 2마디만큼 떨어진 곳에 있다. 다른 경혈을 기준으로 하면 대장수의 아랫부분으로 엉덩이의 편평한 뼈(仙骨) 위쪽을 기준으로 찾으면 좋을 것이다.

[치료 효과] 허리 증상에 효과가 있는 경혈이다. 허리의 통증이나 나른함, 저림 등을 완화시킬 수 있으며, 갑자기 허리를 삐끗해서 생기는 요통 등의 치료에도 자주 이용된다. 그 외에도 급성 및 만성 설사, 냉증이나 월경통 등의 산부인과계의 질환 개선에 좋은 효과가 있다.

107 상료(上髎)

엉덩이 부분의 편평한 뼈인 선골(仙骨)에는 좌우 각각 4개의 오목하게 들어간 부분이 있고, 그 오목하게 들어간 부분에 「髎」라는 글자가 붙는 경혈들이 모여 있다. 상료는 그 중에서도 가장 위에 있는 것이기 때문에 상료라는 경혈명이 붙여진 것이다.

[경혈 찾는 법] 선골 위쪽의 돌출에서 좌우로 비스듬하게 내려가서 손가락 1마디만큼 내려간 곳에 있다. 손가락으로 누르면 뼈의 오목한 부분이 짚인다.

선골의 오목한 부분은 위에서부터 제1후선골공부(第1後仙骨孔部), 제2후선골공부, 제3후선골공부, 제4후선골공부라고 한다. 상료는 제1후선골공부의 오목한 부분에 있다. 제2에서 제4까지의 후선골공부에는 각각 차료(次髎), 중료(中髎), 하료(下髎)라는 경혈이 나란히 있다. 이들 上·次·中·下에 「髎」의 글자가 붙는 경혈은 좌우 2개씩 있고 총 8개가 되기 때문에 팔료혈(八髎穴)이라고 불린다.

[치료 효과] 요통, 하복부의 당김, 어린이의 야뇨증이나 요실금, 경련, 간질, 갑자기 허

리를 삐끗해서 생기는 요통 등의 증상에 효과가 있다.

또한 대변이나 소변이 잘 나오지 않고, 위가 메슥거려서 배에서 밀어 올리는 듯한 느낌이 있거나, 무릎이 차서 아프거나, 코피가 나는 증상에도 효과가 있다. 이뿐만 아니라 체력 향상을 위해서 이용해도 효과적이다.

특히 「부인병」이라고 하는 부인과계의 병에 생기는 증상에 대해서는 매우 효과가 있다. 부인과계의 질환에서 일어나는 증상은 주로 하복부의 당김 · 통증, 발의 부종, 대하가 많고 머리가 무거운 증상, 변비 등이지만 상료는 이들 치료에 빠져서는 안 되는 경혈이다.

자궁 내막염, 자궁후굴에서 오는 백대하(白帶下)가 심하거나 월경통, 월경불순, 월경 곤란증에도 효과가 있다.

108 차료(次髎)

상료 다음에 있는 경혈이므로 차료라고 불린다. 허리에 있는 「髎」가 붙여진 경혈 중에서도 가장 중요한 기능을 하는 경혈이다.

[경혈 찾는 법] 선골에 있는 오목한 부분, 후선골공 중에서 위에서 두번째에 있는 제2 후선골공부에 있는 경혈이다.

허리의 양쪽에 있는 돌출된 큰 뼈를 장골이라고 하는데 이 장골의 하단을 따라서 허리 안쪽을 아래 방향으로 더듬어 가면 장골극(腸骨棘)의 융기와 닿는다. 이 융기의 안쪽 아래 방향에서 찾으면 된다.

[치료 효과] 대변이나 소변이 잘 나오지 않으며 변통(便痛)에 이상이 있는 경우, 허리의 통증 때문에 움직일 수 없고, 갑자기 허리를 삐끗해서 생기는 요통, 혈뇨가 나오고 배뇨 시에 통증이 동반되는 경우, 다리가 차가움, 배에서 소리가 나고 설사를 하거나 대하가 있는 증상에도 효과가 있다.

일반적으로 상료와 함께 골반 내의 장기 병이나 비뇨기의 질환에 유효한 경혈이다. 특히 여성의 월경 시 부조화에 의해서 생기는 초조함, 다리가 차가움, 하복부의 경련과 같은 통증 등의 증상은 골반 내의 장기 기능이상에서 오는 것이므로 차료를 자극하여 월경을 순조롭게 하는 것이 매우 중요하다.

차료에 더하여 방광수, 포황(胞肓), 복부의 중극(中極)이라는 경혈을 마사지하거나 지압 또는 뜸으로 치료하면 매우 편안해진다.

109 중료(中髎)

상료, 차료에 이어 하료와의 사이에 있기 때문에 중료라고 불린다.

[경혈 찾는 법] 선골에 있는 4개의 오목한 부분, 후선골공 중에서 위에서 3번째의 제3 후선골공부에 있다. 차료에서 손가락 1마디나 반마디만큼 아래로 내려간 곳에 있다.

[치료 효과] 성기의 병, 간장의 병, 방광의 병, 좌골 신경통, 부인병 등에 효과가 있는 경혈이다. 상료나 하료의 치료 효과와 대체로 같은 효과를 기대할 수 있지만 치질이나 방광염 등은 중료를 치료하는 것이 더욱 효과가 있다고 알려져 있다.

上·中·下의 좌우 합쳐서 6개의 「髎」글자가 붙여진 경혈은 특히 「下의 6개 뜸」이라고 불리며 성기의 기능을 활발하게 한다. 다시 말해서 이 6개의 뜸은 임포텐츠의 치료에도 뛰어난 효과를 나타낸다는 것이다.

또 중료는 습진, 피부염의 치료에도 사용된다. 이럴 때는 좌우의 상료, 차료, 중료, 하료라는 8개의 「髎」자가 붙여진 경혈에, 복부의 거궐, 중완, 기문, 황수, 천추, 대거, 관원과 어깨의 견정, 등의 폐수, 허리의 삼초수 중에서 반응이 있는 경혈을 선택하여 치료를 한다.

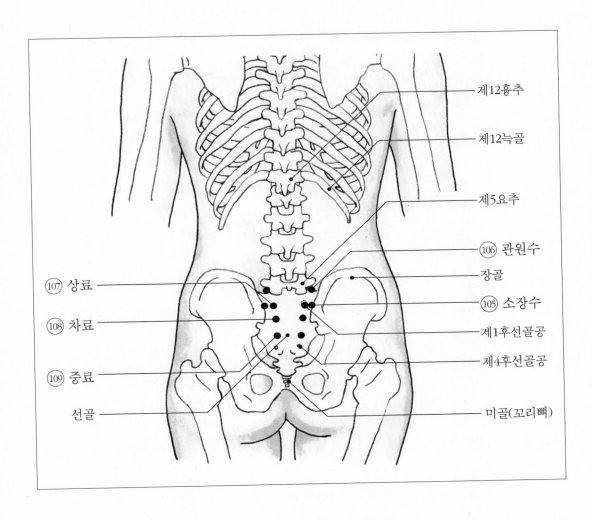

제12흉추

제12늑골

제5요추

⑩⑥ 관원수

장골

⑩⑤ 소장수

제1후선골공

제4후선골공

미골(꼬리뼈)

⑩⑦ 상료

⑩⑧ 차료

⑩⑨ 중료

선골

110 하료(下髎)

팔료혈(八髎穴) 중에서 가장 아래에 있기 때문에 하료라는 경혈명이 붙여졌다.

[경혈 찾는 법] 선골에 있는 오목하게 들어간 부분, 즉 후선골공 중에서 가장 아래의 제

4후선골공부에 있다.

[치료 효과] 생식기, 비뇨기, 직장, 항문, 다리와 허리의 질환에 효과가 있는 경혈이다. 복통, 좌우 복부의 응어리와 짜는 듯한 심한 통증, 심한 요통, 혈변, 배가 당기는 증상, 변비, 허리에서부터 아래쪽 부분이 마비되는 증상, 임포텐츠, 불임 등의 증상에 매우 효과적이다.

또 이 경혈에는 소화기계의 기능을 높이고 체력을 증강시키는 효과가 있기 때문에 결핵성 병, 예를 들면 폐결핵 등의 치료에도 사용된다.

특히 하료는 피부병에도 효과가 있다. 습진, 피부염, 아토피성 피부염, 접촉피부염, 피부 가려움증, 주부습진이라고 불리는 진행성 지장각피증 등에도 매우 효과적이다.

111 양관(陽關)

「陽」은 태양·양기의 양을 말하며 「關」은 빗장·관문의 의미이다. 양문은 이 경혈의 장소에서부터 아래로 건강을 의미하는 양기를 전달하는 관문을 나타내며 경혈명도 이런 뜻에서 붙여진 것이다.

[경혈 찾는 법] 엎드렸을 때 허리뼈의 가장 높은 곳을 좌우로 연결한 선을 야코비선이라고 말한다.

양문은 야코비선과 척추(요추)의 중심선이 교차하는 부분에 가까운 제4요추극돌기(第4腰椎棘突起)의 아래에 오목하게 들어가 있다.

[치료 효과] 허리에 생기는 여러 가지 증상에 매우 효과가 있는 경혈이다. 허리나 배에 생긴 응어리 때문에 허리가 아프거나, 허리를 구부렸다가 폈다가 할 수 없거나, 몸이 저리는 듯하여 움직일 수 없는 증상에 효과가 있다.

요통을 비롯하여 좌골신경통, 류머티즘, 관절염, 무릎 통증, 하지 마비, 척추간반 헤르니아, 반신불수 등의 치료에도 이용되는 경혈이다.

특히 허리나 하복부가 차가운 느낌, 유뇨증(遺尿症), 자주 소변을 보는 증상(頻尿), 방광염, 전립선염, 월경불순, 임포텐츠의 치료에도 사용되고 있다.

112 방광수(膀胱兪)

동양의학에서는 방광에 나쁜 기운이 들어가는 곳이 이 경혈이라고 한다. 배꼽에서 손가락 4마디만큼 아래에 있는 중극(中極)과 상승 효과가 있는 경혈이다.

[경혈 찾는 법] 엉덩이의 중앙에 있는 거의 편평한 뼈(仙骨)와 장골(腸骨)의 옆에 있는 경혈이다. 선골에는 4개의 오목하게 들어간 부분(後仙骨孔)이 있다. 그 중 위에서 두번째로 오목하게 들어간 제2후선골공부의 주변에서 손가락 1마디만큼 바깥쪽으로 벗어난 곳에 있는 것이 방광수이다.

[치료 효과] 감기로 기침이나 식은땀이 나고, 허리나 등이 아프고, 여성의 하복부의 응어리, 또 수영할 때 종아리에서 일어나는 경련, 부종, 신장병, 당뇨병, 방광염, 요도염, 전립선비대증 등의 증상에 효과가 있다.

이 경혈은 방광의 내장에 나쁜 기운이 흘러 들어간 것이므로 특히 방광에 생긴 병의 치료에 매우 효과적이다. 그 중에서도 어린이의 야뇨증에 매우 효과가 있다고 하여 옛날부터 치료에 사용되어 왔었다. 여성의 경우는 방광염이 되기 쉽고, 하반신의 냉증이 원인으로 발병하는 것이 많지만 방광수를 치료하면 차가운 증상이 고쳐지고 병도 좋아지게 된다.

하복부에서 허리와 선골부에 걸쳐서 위치하고 있는 경혈은 따뜻하게 하는 치료법이 효과적이다. 몸의 이 부분은 구조상 혈액순환이 좋지 않고 울혈(鬱血)이 일어나기 쉽기 때문이다. 그러므로 이 부분을 따뜻하게 하면 혈액순환이 좋아지고 차가운 증상이 풀리게 되어 차가운 것이 원인이 되어 생기는 야뇨증이나 방광염, 배뇨 시의 통증이 치료되는 것이다.

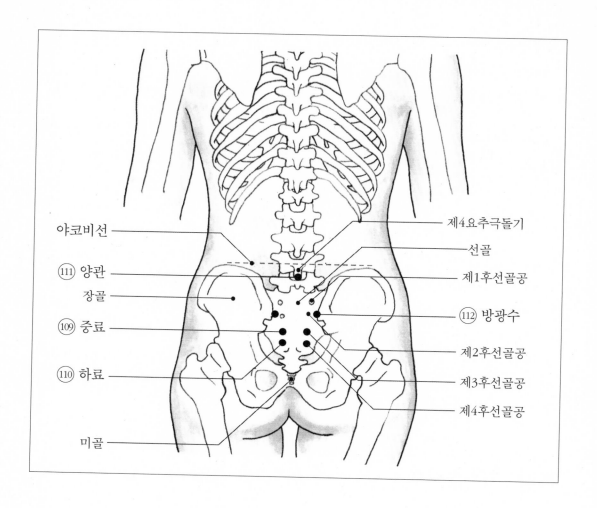

야코비선

제4요추극돌기

선골

⑪ 양관

제1후선골공

장골

⑫ 방광수

⑩ 중료

제2후선골공

⑩ 하료

제3후선골공

제4후선골공

미골

113 포황(胞肓)

「胞」는 아기 주머니 즉 자궁을 의미하며, 「肓」은 혈(穴) 즉 경혈을 가리킨다. 이 경혈은 자궁의 질환에 매우 좋은 효과가 있고 경혈명도 자궁 질환의 특효인 것을 나타내고 있다.

[경혈 찾는 법] 제2후선골공부의 바깥쪽으로 손가락 3마디만큼 벗어난 곳에 있다. 방광수에서는 손가락 2마디만큼 가까운 바깥쪽에 있다.

여기를 손가락으로 눌러서 좌우로 진동시키면 엉덩이 전체에 통증이 느껴질 것이다.

[치료 효과] 성기의 병, 특히 자궁 등 부인과계의 병에 효과가 있다. 부인과계 병의 주된 증상에는 머리가 무거운 증상이나 어깨 결림, 허리의 나른함, 하복부의 당김, 다리의 차가운 증상 등이 있지만, 이와 같은 증상이 보일 경우에는 포황을 치료하면 편안해진다.

허리에서부터 아래를 따뜻한 탕 속에 담그고 하반신을 따뜻하게 하는 요탕(腰湯)이라는 치료법이 있다. 포황 등의 부인과 질환에 효과가 좋은 경혈이 허리에서 선골부에 걸쳐서 있는 것으로 생각하면 이 부분에 따뜻한 요탕을 하는 것이 뛰어난 치료법이라고 말할 수 있다.

마사지나 지압을 할 경우에도 치료하기 전에 습포 등으로 따뜻하게 하고 나서 치료하는 것이 효과적이다. 그 외에도 전립선비대증이나 요도염, 방광염, 요로 결석 등 때문에 생기는 배뇨 시의 통증과 배뇨 곤란에도 매우 효과적이다. 또 급성 복통이나 소화불량, 허리에서 등에 걸친 통증에도 효과적이다. 장에서 소리가 나는 증상을 진정시키는 효과도 있다.

114 중려수(中膂兪)

「膂」는 몸의 중앙에 일부 돌출된 부분을 가리키며, 「中」은 몸의 중심을 의미한다. 이것에서도 알 수 있듯이 「中膂」라는 것은 몸의 중심에 돌출된 곳 즉 남성의 생식기인 음경을 의미하는 것이다.

또 「兪」는 나쁜 기운이 흘러 들어가는 경혈인 것을 나타낸다. 즉 남성의 요도, 음경에 나쁜 기운이 들어가는 곳이라는 것을 알 수 있다.

다른 이름으로는 중려내수(中膂內兪)라고 말한다.

[경혈 찾는 법] 제3후선골공(第3後仙骨孔)의 바깥쪽으로 손가락 2마디만큼 가까운 곳에 있다.

[치료 효과] 남성의 요도나 음경에 증상이 있는 경우 예를 들면 전립선염이나 요도염, 전립선비대증 등의 치료에 이용되고, 요도의 통증이나 소변이 잘 나오지 않는 증상 또 오줌이 새거나, 잔뇨감 등의 증상을 완화시킬 수 있다.

또 임포텐츠의 치료에서는 대혁(大赫)과 함께 치료하면 효과가 증대될 것이다. 허리 통증, 다리에 경련이 일어나서 생기는 통증, 하복부가 아픈 증상에도 효과가 있다.

그 밖에 신허(腎虛), 당뇨병, 산통(疝痛), 배의 당김, 방광염, 장의 출혈, 직장탈, 좌골신경통 등에도 응용되고 있다.

115 회양(會陽)

몸의 기능에 관계가 있는 경혈이 연결된 통로 중에서 음양의 양으로 분류되는 것이 체내에서 서로 주고 받는 것을 나타내는 경혈명이다.

[경혈 찾는 법] 꼬리뼈의 좌우 양쪽으로 약간 떨어진 곳에 있다.

[치료 효과] 대변에 피가 섞여서 나오거나, 만성적인 치질, 몸의 차가움증, 설사, 음부의 병 등에 효과가 있다.

특히 회양은 치질의 특효 경혈로서 널리 알려져 있다. 꼬리뼈의 끝에 있는 장강(長强)과 함께 치료하면 매우 효과가 있다. 회양이나 장강을 자극하면 항문 주변의 혈액순환이 좋아지고 치질의 통증을 완화시킬 수 있다.

회양의 치료는 뜸이 더욱 효과적이다. 그후에 엉덩이 부분을 가볍게 마사지해 주는 것이 좋다. 그러나 치질의 치료일 경우에 뜸이 효과적이지만 치핵(痔核), 탈항(脱肛), 항문열상, 치루(痔漏)에는 효과를 기대할 수 없다.

116 장강(長强)

「長」은 길다 · 사납다 · 지팡이 · 언제까지나라는 뜻이며, 「强」은 강하다는 의미이다. 따라서 장강은 몸을 건강하게 하고 오래 살 수 있도록 하는 경혈이라는 의미가 된다.

[경혈 찾는 법] 꼬리뼈의 끝에 있는 경혈이다. 엎드려서 꼬리뼈의 끝부분을 손가락으로 꾹 누르면 찡한 느낌이 있다.

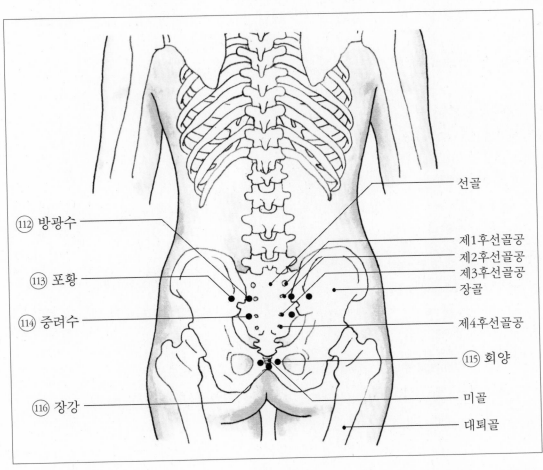

선골

⑫ 방광수

제1후선골공
제2후선골공
제3후선골공
장골

⑬ 포황

⑭ 중려수

제4후선골공

⑮ 회양

미골

⑯ 장강

대퇴골

[치료 효과] 장강은 치질 치료에 특효 경혈이다. 치질은 항문의 주변에 있는 모든 정맥이 확대되어 출혈을 일으키고 더욱 진전되면 정맥이 파괴되어 출혈한다.

장강을 자극하면 항문의 괄약근(括約筋)이 긴장되어 특히 혈관이 확장되기 때문에 혈액순환이 좋아지고 더 이상 정맥이 확대되어 출혈을 일으키는 울혈(鬱血) 증상이 없어진다. 보통 뜸은 1회에 3~5장 뜨지만 이 경우에는 최저한도로 10~15장 정도 뜨지 않으면 효과가 나오지 않는다. 머리의 백회와 함께 치료하면 한층 효과가 증대된다. 치핵(痔核), 탈항(脫肛), 항문 열상 등의 치료에도 효과가 좋다.

그 외에도 등에서 허리에 걸친 통증과 결림, 변비, 어린이의 짜증, 경련, 정신적인 증상에 효과가 있다.

인간이 지니고 있는 선천적 · 후천적 2가지의 기력

동양의학에서 인간의 몸속에는 「기혈(氣血)」 또는 「경수(經水)」라고 불리는 에너지의 흐름이 끊임없이 생명을 유지시키고 있다고 생각된다. 이 에너지의 흐름이 약간 막히면 인간의 몸은 건강을 유지할 수 없게 되어 병에 걸리고, 흐름이 멈추면 죽음에 이르게 된다는 것이다.

따라서 이 「기혈」 또는 「경수」라고 불리는 에너지는 인간의 생명력의 근원이라고 말할 수 있다. 그 순조로운 흐름이 육장육부의 기능을 컨트롤하여 인간의 몸을 건강하게 유지하고 있는 것이다.

선천적인 기력을 보충한 후천적인 기력

특히 고대 동양의학에서는 기혈의 「氣」에 대해서 다음과 같이 설명을 하고 있다. 즉 「氣」에는 인간이 태어나면서 지닌 「선천적인 기력」과 태어난 후에 받아들이는 「후천적인 기력」이 있다는 것이다. 기력은 「근본적인 기」라고 말한다.

원래 선천적인 기력은 부모로부터 물려받은 것이므로 태어나면서부터 갖게 되는 것이다. 그리고 그것은 살아가면서 체내에서 받아들이게 되는 자연계의 에너지에 따라서 보강되고 있다. 이 자연계의 에너지에서 체내로 받아들여진 에너지가 후천적인 기력이라고 말할 수 있다.

이렇게 선천적인 기력은 후천적인 기력에 의해서 보강되어 강해지고 전신을 막힘 없이 흐르게 하는 에너지로서 인간의 몸의 건강을 유지하고 있다고 생각되는 것이다.

현대에서도 기력으로 힘내자, 기운을 내자, 기력을 불어넣는다 등과 같은 말이 있지만, 여기에서의 「氣」는 원래 선천적 · 후천적인 양면의 기력을 통하는 것이라고 말할 수 있다.

손 · 어깨의 경혈

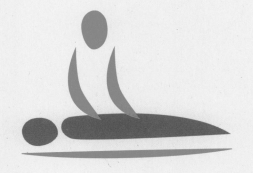

117 운문(雲門)

동양의학에서는 인간의 몸을 天·人·地 이 3가지로 분류한다. 쇄골을 경계로 위쪽을 天, 쇄골에서 배꼽까지를 人, 배꼽에서 아래를 地라고 부르는 것이다. 또는 상반신을 天, 하반신을 地로 구분하는 경우도 있다.

인간은 자연계에서 기를 받아들이고 그 중에서 天의 기와 地의 기가 잘 섞여서 몸을 순환하고 에너지의 순환계를 만든다고 생각한다. 그 天의 기를 체내로 받아들이는 곳이 운문이라고 한다.

쇄골 아래 오목하게 들어간 부분의 중앙에 위치하는 운문의 경혈명은 그곳이 天의 생기를 받아들이는 「雲」에 우뚝 솟는 「門」이라고 나타내고 있다.

[경혈 찾는 법] 팔을 가슴에서 약간 벌리고 쇄골의 바깥쪽과 어깨의 큰 관절부가 솟아오른 것과의 사이에서 생기는 오목하게 들어간 부분을 손가락으로 찾는다. 압박을 하면 팔 위쪽으로 전해져서 느낄 수 있는 곳을 발견할 수 있는데 그곳이 바로 운문 경혈이다.

[치료 효과] 운문은 폐의 기능에 관계가 있는 경혈이며, 天의 기를 받아들이는 곳이므로 호흡기계의 증상에 널리 활용되어 효과를 발휘한다. 가슴이 답답한 증상, 천식과 비슷하게 숨을 쉬기 곤란한 증상 등에 효과가 있다.

또 오십견, 목의 부종에서 오는 통증, 담, 가슴이 두근거리고 가슴 부분에서 옆구리·등 쪽에 통증이 있는 경우, 발열하여 팔이나 다리에 통증이 있는 듯한 경우에도 효과가 있다.

118 견정(肩井)

「井」은 우물을 의미하므로, 이 경혈명은 어깨를 둘러싸고 있는 몸속의 에너지가 용솟음치는 우물이다는 것을 나타내고 있다.

[경혈 찾는 법] 유두를 맨 아래에서 더듬은 선상에서, 목뒤 부분과 어깨 끝부분과의 한 가운데에 있다. 이곳을 압박하면 통증이 느껴진다.

[치료 효과] 목의 림프절이 붓고 목을 돌릴 수 없을 때나 과로, 피가 머리로 모이거나, 손발이 차가운 증상 등에 뛰어난 효과를 발휘한다. 고혈압, 목·어깨 결림이나 통증, 오십견, 잠을 잘못 자서 목이 뻐근한 증상, 피로한 눈, 안정피로, 등의 나른함 등에는 특히 효과가 있다.

또 마음이 흥분되거나 노이로제, 신경증, 초조함, 히스테리 등으로 인한 증상이나 습진, 두드러기 등에도 효과를 거둘 수 있다.

동양의학에서는 이 경혈을 중심으로 목덜미에서 어깨 끝에 걸쳐서 조치하는 기법을 「견정의 방법」이라고 불린다. 가정에서 지압을 할 때에는 엄지손가락으로 이 경혈을 누르는 것만으로도 증상을 완화시키는 효과가 있다. 뜸을 뜨는 것도 매우 효과적이다.

119 견우(肩髃)

「髃」는 뼈의 구석·끝을 의미한다. 따라서 이 경혈명은 어깨 끝의 구석에 위치하는 경혈을 나타내는 것이다.

[경혈 찾는 법] 팔을 옆으로 올린다. 그 상태에서 어깨 끝, 팔 끝부분의 주변을 더듬어 보면 오목하게 들어간 부분이 있다. 그 오목하게 들어간 부분이 견우이다.

[치료 효과] 만성관절 류머티즘의 증상에 매우 효과가 있는 경혈이다. 오십견이나 어깨 결림을 비롯하여 목에서 어깨에 걸쳐서 나타나는 증상과 요통 등의 치료에도 이용하면 효과가 좋다.

또 만성 열성병이나 열병이 원인인 팔 앞부분의 통증과 마비 증상에서 오는 통증, 뇌혈관 장애에 의한 반신불수, 치통 등의 치료에도 이용된다.

이러한 증상이 있을 경우에는 병이 발생하여 1주일 정도가 지나지 않는 사이에 이 경혈과 견료(肩髎) 등의 경혈에 뜸을 뜨면 효과가 있게 된다. 예를 들어 오른쪽의 반신불수 증상은 왼쪽에, 왼쪽의 반신불수 증상에는 오른쪽에 뜸을 뜨는데, 그것이 여러 차례 거듭되면 어깨의 근육도 빠지지 않고 어깨의 노화도 예방할 수 있으며, 치료의 효과도 증대된다고 옛날부터 알려져 왔다.

여러 차례라고 하는 것은 뜸을 수없이 뜬다고 하는 의미이다. 뜸은 한 곳에 대고 1회분 3~5장 정도를 뜨는 것이 적당하므로 몇 번이나 끈기 있게 지속적으로 치료한다는 의미가 된다.

두드러기나 음부에 생기는 홍색 습진 등에 대해서도 치료 효과를 올리는 경우가 있다.

120 곡원(曲垣)

「曲」은 구부러지다는 뜻이며, 「垣」은 울타리라는 의미이다. 곡원은 어깨뼈의 상부에 위치하고 있지만, 마치 이 부분의 뼈 형태가 등의 울타리의 구부러진 모서리와 같이 보이기 때문에 이와 같은 경혈명이 붙여졌다.

[경혈 찾는 법] 등의 어깨뼈 위쪽에서 그 안쪽 모서리에 위치한다. 어깨뼈의 안쪽 모서리에서 그 주변을 따라서 손가락으로 위쪽을 더듬어 보면 뼈에 이르고 그 이상 더 갈 수 없는 부분이 있는데 그곳이 바로 곡원이다. 이 부분을 압박하면 손까지 둔한 느낌의 통증이 전해진다.

[치료 효과] 오십견, 경견완증후군(頸肩腕症候群) 등 목이나 어깨, 팔이 결리거나 통증이 있을 때에 뛰어난 효과를 발휘하는 경혈이다.

곡원과 뒷목 위쪽에 있는 천주, 풍지 사이에는 견갑골과 머리 부분을 이어주는 근육이 있다. 천주, 풍지와 어깨의 견정과의 라인에도 근육이 지나고 있어서 이 2가지 근육의 응어리가 어깨 결림 등의 증상이 되어 나타난다.

그 때문에 이들 경혈을 연결한 선에 따라서 각각의 경혈에 자극을 주는 것으로 증상을 진정시킬 수 있다. 구체적으로는 지압이나 마사지를 하거나 또는 가정에서는 따뜻한 습포를 한 후에 드라이기와 같은 것으로 온풍을 보내어 따뜻하게 하는 등의 방법도 효과적이다.

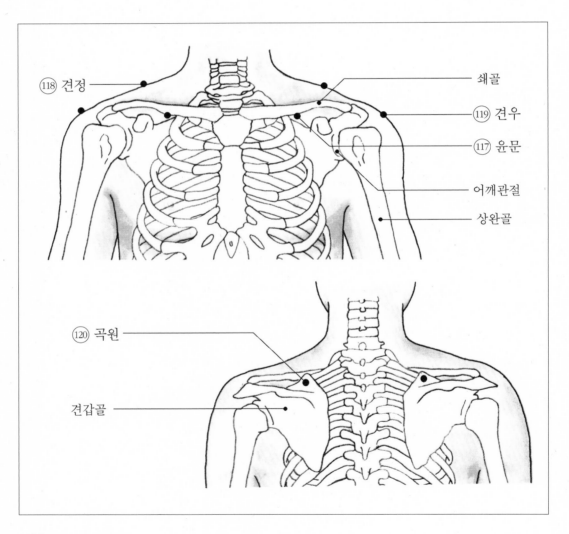

121 견중수(肩中兪)

「肩中」은 견외수보다도 안쪽에 있는 경혈을 나타낸다.

[경혈 찾는 법] 우선 머리를 낮게 내린다. 그 상태에서 목 뒤쪽의 중앙에서 아래로 향하여 더듬어 가면 가장 돌출된 척추뼈(제7경추)에 이르게 된다. 그 아랫부분에 오목하게 들어간 부분에서 옆으로 손가락 2~3개 정도 어깨쪽으로 더듬어가 보면 이 경혈을 찾을 수 있을 것이다.

[치료 효과] 어쩐지 최근에 시력이 떨어졌다는 자각증상이 있을 때에는 매우 효과가 있다. 침침한 눈이나 피로한 눈일 경우에는 더욱 효과적이다. 또 천식이나 담, 어깨 결림에도 효과가 있다.

122 견외수(肩外兪)

「肩」은 견갑골을, 「外」는 척추를 사이에 둔 바깥쪽이라는 의미이다. 「兪」는 동양의학에서 말하는 병의 원인이 되는 나쁜 기운이 흘러 들어가는 곳이라는 의미이다.

[경혈 찾는 법] 우선 머리를 낮게 내린다. 그 상태에서 목 뒤쪽의 중앙에서 아래 방향으로 손가락으로 더듬어 가면 가장 돌출된 척추뼈(제7경추)에 이르게 된다. 그 바로 밑에 제 1흉추를 찾을 수 있는데 이곳에서 바로 아래의 오목하게 들어간 부분에서 옆으로 손가락 4마디만큼 어깨쪽으로 가면 견외수를 찾을 수 있다.

[치료 효과] 등이나 어깨가 저리거나 통증이 있을 때에 이 경혈을 자극하면 뛰어난 효과가 있다. 또 감기에 걸려서 몸이 아프거나 나른한 경우, 경련을 일으킬 때 등 급한 증상이 생겼을 때에도 활용된다.

123 견료(肩髎)

「髎」는 뼈의 구석을 나타낸다. 따라서 이 경혈명은 어깨뼈의 구석에 위치하고 있는 경혈이라는 것을 나타내는 것이다.

[경혈 찾는 법] 어깨의 큰 관절 뒤쪽 부분에 있는 오목한 부분이 이 경혈이다. 손등을 등에 대고 그대로 위쪽으로 올라간다. 그때 어깨 끝의 뒤쪽을 더듬어 보면 오목하게 들어간 부분이 있는데 이곳이 바로 견료이다.

[치료 효과] 무거운 짐을 지거나 무리한 운동을 할 때 어깨를 올릴 수 없고 통증이 느껴지거나 팔이 나른해지는 증상이 일어나는데, 이것은 어깨에 있는 삼각근(三角筋)이라는 근육이 가벼운 염증을 일으켰기 때문에 생긴다. 삼각근이란 우리가 팔을 옆으로 올리는 데 필요한 매우 중요한 근육이다. 이 근육의 기능을 조절하는 역할을 하는 것이 견료라는 것이다.

또 이 경혈은 상완삼두근(上腕三頭筋)의 상태를 조절하는 경혈이기도 하다. 무거운 것을 오랫동안 계속해서 들 경우에는 팔꿈치가 펴지지 않는 증상이 생기는데 이것은 상완삼두근을 너무 펼쳐서 혈액순환이 나빠졌기 때문에 일어나는 증상이다.

어깨에 중압감이 있어서 팔이 올라가지 않고, 팔꿈치가 아프거나 하는 증상이 있을 경우에 견료를 자극하면 뛰어난 효과가 있다. 치료를 할 때에는 이 경혈에 견우(肩髃), 비노(臂臑)를 함께 자극하면 한층 더 효과를 발휘할 수 있다. 또 뇌졸중에서 오는 반신불수 등의 치료에도 이용된다.

124 천종(天宗)

「天」은 天부분(상반신)을 나타내며 「宗」은 근원을 의미한다. 다시 말해서 이 경혈명은 상반신 부분의 등쪽에 중요한 에너지원이 있다라는 것을 의미한다. 특히 상반신에 질환이 생길 경우에는 효과가 매우 높은 경혈이다.

[경혈 찾는 법] 등쪽에 있는 경혈이다. 견갑골의 거의 중앙에 있고 누르면 팔 위쪽 새끼손가락쪽에 통증이 전해지는 곳이 천종이다.

[치료 효과] 팔을 올릴 수 없을 정도의 어깨와 팔꿈치 통증에는 뛰어난 치료 효과를 거둘 수 있는 경혈이다. 따라서 오십견, 견갑골의 통증, 상완신경통 등에 효과가 있다. 단 아무런 이상도 없는데 이 경혈에 강한 자극을 주면 팔이 올라가지 않게 되기 때문에 주의해야 할 필요가 있다.

또 이 경혈 부근의 근육이 뻐근해도 팔이 올라가지 않는 경우가 있다. 이 경우에는 가볍게 운동을 하여 근육을 풀어주면 좋다.

이 경혈은 여성의 유방과 관계가 깊어 모유의 양이 적거나 유선염 등의 치료에도 효과가 있다. 가슴의 통증에도 뛰어난 효과를 발휘한다. 그 외에도 흉막염, 늑간신경통, 안면부종 등에 효과적이다.

이 경혈은 좌우가 그 효용이 약간씩 차이가 있는 경우도 있다. 오른쪽 경혈은 간 장애에 효과가 있고, 왼쪽 경혈은 심장병에 효과를 기대할 수 있다.

125 천료(天髎)

「天」은 天부분 여기에서는 배꼽에서 위쪽 부분을 나타내며, 「髎」는 모서리·구석이라는 의미이다. 즉 이 경혈명은 어깨 구석에 있는 경혈을 의미한다.

[경혈 찾는 법] 등의 견갑골 위쪽에 있는 경혈이다. 목 뒤쪽과 어깨 끝부분을 연결한 선의 한가운데에서 손가락 1~2마디만큼 뒤로 내려간 부분에 오목하게 들어간 부분이 있는데 이곳이 바로 천료이다.

[치료 효과] 어깨·팔꿈치의 통증, 목이나 목덜미의 갑작스러운 통증, 어깨 결림 등에

효과가 있다. 오십견의 치료에도 자주 이용되고 있다.

또 쇄골의 오목하게 들어간 부분이 아프고 땀이 나지 않는 경우나 두통, 고혈압 등의 치료에도 활용되고 있다.

불안이나 걱정거리 등 가슴속에 고민거리가 있는 경우에도 이 경혈을 이용하여 초조함이나 불안감을 진정시키고 기분을 안정시킬 수 있다.

126 극천(極泉)

「極」은 마룻대로 쓰는 목재 · 높다라는 의미가 있는데 여기에서는 최상이다 · 최종이다라는 의미가 된다. 「泉」은 샘물 · 물이 샘솟는 원천이라는 의미이다.

극천이라는 경혈명은 높은 곳에 있어서 몸을 순환하는 에너지가 용솟음치는 샘이라는 것을 나타내고 있다.

[경혈 찾는 법] 겨드랑이 밑에 있는 경혈이다. 팔을 아래로 내리고 바로 선 자세에서 겨드랑이 아래를 더듬어 보면 동맥의 박동을 느낄 수 있는 곳을 발견할 수 있는데 바로 이곳이 극천이다.

[치료 효과] 겨드랑이 아래 중앙부는 어깨에서 팔로 향하는 신경의 경계선에 이른다. 따라서 팔에서 옆구리에 걸쳐서 통증을 느끼거나 팔꿈치가 차가운 증상 등에 효과가 있다. 특히 경견완증후군(頸肩腕症候群) 등의 치료에 효과가 있다.

또 심장병, 불안 · 걱정에서 오는 가슴이 두근거리는 증상이나 헛기침 등에도 효과가 있다. 옛날에는 암내에 이 경혈이 효과적이라고 하여 사혈치료(瀉血治療, 환자로부터 일정량의 피를 뽑아내는 치료)가 널리 실시되었다. 이 경혈은 강한 자극을 주는 것이 효과가 있다.

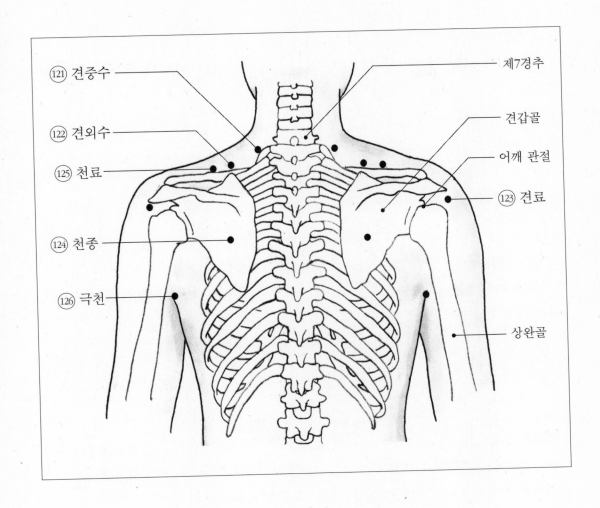

㉑ 견중수 ————————

제7경추

㉒ 견외수 ————————

견갑골

㉕ 천료 ————————

어깨 관절

㉓ 견료

㉔ 천종 ————————

㉖ 극천 ————————

상완골

127 협백(俠白)

「俠」은 사이에 둔다라는 의미를 나타내며 「白」은 폐를 가리킨다. 동양의학에서는 폐나 심장 등의 장기에 색과 음양오행설을 대응시킨 것에서 유래되어, 폐에 해당되는 색으로 는 白, 오행에서는 金을 대응시키고 있다. 다시 말해서 이 경혈명은 白 즉 폐를 사이에 둔 위치를 나타내는 것이다.

그 밖의 대응으로서는 간장에는 靑 · 木을, 심장에는 赤 · 火를, 비장에는 黃 · 土를, 또 신장에는 黑 · 水를 배치한다.

[경혈 찾는 법] 팔을 구부려서 가슴에 댈 경우 유두는 팔 위쪽의 안쪽에 있는데 그곳에서 이 경혈이 잡힌다. 옛날에는 유두의 끝에 먹을 바르고 팔을 구부려서 가슴에 대면 그 먹물이 붙는 부분과 같은 높이에 이 경혈이 있다고 알려졌다.

따라서 이 경혈은 겨드랑이 아래에서 손가락 3마디만큼 내려간 부분에 있는 알통의 한 가운데에 있다.

[치료 효과] 협백은 폐를 좌우 사이에 둔 위치에 있으므로, 호흡기계의 증상에 뛰어난 효과를 발휘한다.

명치에서 가슴에 걸친 통증이나 답답한 증상, 기침, 담, 두근거리는 증상, 숨이 차는 증상 등에 효과가 있다. 또 팔의 신경통, 팔의 저림이나 마비, 테니스 엘보우 등의 통증, 늑간신경통 등에도 효과가 있다.

128 소해(少海)

「少」는 적다 · 좁다를 의미하며, 「海」는 물이 대량으로 모여있는 장소를 나타낸다. 동양의학에서는 몸의 여러 경혈에 심신의 활력이 되는 에너지가 순환하고 있다고 한다. 경혈은 여러 가지 몸의 기능이 관계하여 그 역할이 결정되어 있다. 그 중에서도 몸의 요소요소에는 이 에너지가 용솟음치는 장소라는 역할을 지닌 경혈이 있다고 한다.

따라서 에너지는 물에 비유되어 용솟음치는 샘물에 비유되고 있다. 특히 샘물에서 힘차게 용솟음친 물이 점점 모여 그 양이 늘어나서 강이 되고 결국에는 바다로 흘러 들러간다고 비유하고 있다.

이 경혈명은 처음에는 소량이었던 에너지가 그 양이 늘어나서 결국에는 바다로 흘러 들어간다는 것을 의미하고 있다. 만성적인 질환 치료에 효과가 있는 경혈이다.

[경혈 찾는 법] 팔꿈치를 직각으로 구부리면 팔꿈치 안쪽(손바닥쪽)으로 옆주름이 생긴다. 소해는 이 주름의 새끼손가락쪽의 끝에 있는 경혈이다. 주름이 2개 생길 경우에는 손목에 가까운 곳을 짚으면 된다.

팔꿈치 옆주름의 새끼손가락쪽을 짚으면 팔 위쪽 뼈의 돌출된 부분을 찾을 수 있는데, 그곳을 기준으로 해서 약간 엄지손가락쪽으로 떨어진 곳을 찾아도 좋다.

[치료 효과] 이 경혈은 팔꿈치에서 팔 안쪽에 걸친 통증이나 겨드랑이 밑의 통증에 뛰어난 효과가 있다. 따라서 팔의 신경통, 오십견, 뒷목의 결림, 교통사고로 인한 후유증, 팔꿈치의 저림 등에 활용되고 있다. 또 귀울음, 뇌빈혈, 현기증, 구토, 치통, 심장 질환에서 오는 여러 가지 증상에도 효과가 있다.

129 곡택(曲澤)

「曲」은 구부리다를, 「澤」은 풀과 물이 만나서 움푹 패인다는 뜻을 의미한다. 이 경혈명은 구부러진 곳, 즉 팔꿈치의 안쪽에 오목하게 들어간 위치를 나타내고 있다.

[경혈 찾는 법] 손바닥을 위로 하여 팔꿈치를 가볍게 구부리면 팔꿈치 안쪽의 관절부 한가운데에 딱딱한 줄기가 있는 것을 알 수 있다. 곡택은 이 줄기의 새끼손가락쪽 측면에 있는 경혈로, 관절부에 생기는 팔꿈치의 옆주름 위에 있다. 이 부분을 압박하면 팔꿈치로 진동이 전해지는 것을 느낄 수 있다.

[치료 효과] 팔꿈치에서 손목 부근까지의 통증, 신경통에 좋은 효과가 있는 경혈로서 널리 치료에 사용되고 있다.

따라서 만성관절 류머티즘, 손의 저림과 결림, 테니스 엘보우에 의해서 일어나는 통증 등에도 효과를 발휘한다. 또 발열, 복통, 특히 명치 통증, 상기되는 증상 등에도 활용되고 있는 경혈이다.

일반적으로 관절이라는 곳은 통증이나 부종 등의 증상이 생기기 쉬운 곳이다. 따라서 중요한 경혈도 많기 때문에 그와 같은 경혈의 위치를 생각해 두면 만일의 경우에 도움이 될 것이다.

130 척택(尺澤)

「尺」은 거리를 나타내는 척도로, 동양의학에서는 손목에서 팔꿈치까지의 길이를 한 척이라고 한다. 이것은 척관법(尺貫法)의 척과는 다른 것이다. 「澤」은 강가로 수초가 무성하고 움푹 패인 곳을 의미한다.

이 경혈명은 손목에서 팔꿈치까지의 길이를 나타내는 것을 토대로 팔꿈치의 구부러진 곳에 오목하게 들어간 부분을 수초가 무성하고 움푹 패인 곳으로 보고 판단한 것에서 유래된 것이다.

[경혈 찾는 법] 손바닥을 위로 하여 팔꿈치를 가볍게 구부리면 팔꿈치의 안쪽 관절부분의 한가운데에 딱딱한 줄기가 드러난다.

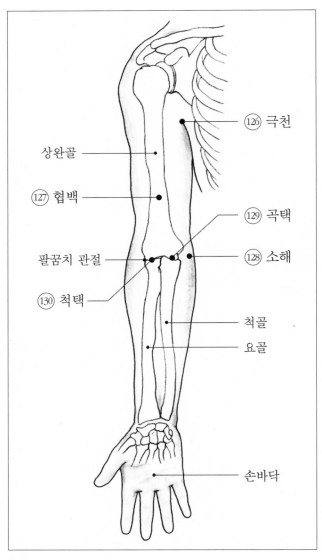

상완골
⑫⑦ 협백
팔꿈치 관절
⑬⓪ 척택

⑫⑥ 극천
⑫⑨ 곡택
⑫⑧ 소해
척골
요골
손바닥

척택은 이 줄기의 엄지손가락쪽 측면에 오목하게 들어간 부분 중앙에 있다. 팔꿈치의 옆 주름 위에 해당되며 맥이 뛰고 있다는 것을 알 수 있는 부분이다. 여기를 압박하면 손끝까지 진동이 전해지는 것을 느낄 수 있다.

[치료 효과] 이 경혈명은 다른 이름으로 귀당(鬼堂) 또는 귀수(鬼受)라고 불린다. 鬼자가 붙는 경혈명은 매우 중요한 것으로 신경의 흥분을 가라앉히는 효과가 있다. 또 이 경혈에서 사혈치료(瀉血治療)를 하면 코나 눈의 질환, 두통에 효과가 있다는 것은 옛날부터 전해져 내려오는 이야기이다.

손이 화끈거리거나 통증이 있을 때 또는 결리는 증상 등을 완화시킬 수 있는 효과가 있기 때문에 만성관절 류머티즘, 오십견 등의 치료에 이용되고 있다. 팔꿈치의 통증, 특히 팔 위에서 팔 안쪽에 걸친 부종, 저림, 통증에도 효과가 있다.

또 토혈, 편도선 통증, 천식, 유뇨증, 가슴이 두근거리고, 입과 목이 마르거나 통증이 생기는 증상에도 매우 효과적이다.

131 노회(臑會)

「臑」는 팔꿈치·팔 윗부분을 의미하고, 「會」는 만난다·집합한다라는 뜻이 있다. 따라서 노회는 여러 가지 몸의 기능과 관계가 있는 에너지의 줄기 중에서 몇 개가 체내에서 만나서 서로 교차하는 곳의 표면에 위치하고 있기 때문에 이와 같은 경혈명이 붙여진 것이다.

[경혈 찾는 법] 어깨 끝 뒤쪽에 생기는 오목하게 들어간 곳에서 팔꿈치쪽으로 손가락 3마디만큼 내려간 곳에 있다. 삼각근 윗근육의 홈을 손가락으로 만지거나 누르면 통증을 느끼는 장소에 이 경혈이 있다.

[치료 효과] 지압, 마사지 외에 침이나 뜸을 뜨는 치료에도 활용되고 있다. 이 경혈은 삼각근의 가장자리에서 가까운 위치에 있어 팔 윗부분의 신경통이나 삼각근의 통증 등의 증상, 어깨 관절통, 오십견 등의 경견완증후근(頸肩腕症候群)에 뛰어난 효과가 있다.

또 어깨의 부종이나 목의 혹이라는 림프절에 부종이 생기는 경우에도 효과가 있다. 목의 부종에서 오는 열과 욱신거리는 통증, 한쪽 마비에도 효과가 있다.

132 비노(臂臑)

「臂」는 팔 앞쪽을, 「臑」는 팔꿈치·팔 윗부분을 나타낸다. 이 경혈명은 팔 앞과 팔 위의 통증이나 저림 등에 매우 효과가 있는 경혈이라는 의미이다.

[경혈 찾는 법] 팔을 옆으로 내리면 어깨에서 팔꿈치에 걸쳐서 삼각근이 부각되게 된다. 이 삼각근은 팔의 한가운데에서 끝난다. 그 부분을 누르면 팔의 뼈가 피부 아래에 닿는 곳이 있다. 비노는 그 오목하게 들어간 부분의 중앙에 있고 압박하면 팔꿈치에 걸쳐서 통증이 전해진다.

또는 팔꿈치의 주름에서 어깨쪽에 걸쳐서 손가락 7마디만큼 위로 올라간 부분을 기준으로 찾는다.

[치료 효과] 이 경혈 근처에는 엄지손가락이나 집게손가락을 움직이는 신경이 지나가고 있다. 이는 팔의 기능을 유지하기 위해서는 매우 중요한 경혈이 된다. 따라서 오십견, 팔이나 손의 통증·저림, 신경통 등에 뛰어난 효과가 있다.

또 뇌졸중 등으로 팔이 아파서 올라가지 않거나, 목을 움직일 수 없는 경우, 또는 교통사고로 인한 후유증, 손의 부종이나 종기 등에도 효과가 있다.

133 천정(天井)

「天」은 天부분 여기에서는 배꼽에서 윗부분을 나타내고, 「井」은 샘물이 샘솟는 장소를 나타내고 있다. 따라서 天부분에 연결되어 있는 몸의 에너지가 용솟음치는 장소인 것을 이 경혈명에서 알 수 있다.

[경혈 찾는 법] 팔꿈치를 구부리고 팔꿈치에서 어깨쪽으로 향하여 손가락 1마디만큼 위로 더듬어 올라가면, 작고 오목하게 들어간 부분이 있는데 이곳에 바로 천정이라는 경혈이 있다.

[치료 효과] 이 경혈은 목에서 팔 위까지의 증상을 치료하는데 매우 효과를 발휘한다. 특히 오십견이나 경견완증후군 등에 효과가 있다.

따라서 팔꿈치에서 어깨까지의 팔의 통증, 팔꿈치 관절염, 목의 뻐근함 등에도 활용되고 있다. 또 목의 통증, 두통, 코막힘, 가슴이 답답한 증상, 기침, 숨 쉬기 곤란한 증상, 가슴 통증, 요통, 눈꼬리의 통증 등에도 매우 효과적이다.

그 외에도 상기되거나 놀랐을 때, 두근거리는 증상이나 경련, 언어장애, 류머티즘, 난청, 식욕부진 등에 효과가 있다.

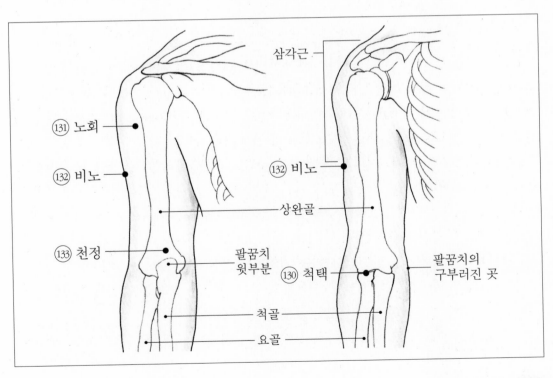

동양의학의 병 개념과 7가지 나쁜 기운

동양의학에서 생각하는 건강의 개념은 경락(經絡)에 에너지가 막힘 없이 흐르고, 육장육부가 올바른 기능을 하는 것이라고 한다. 반대로 이 에너지의 흐름이나 육장육부의 기능에 다른 이상이 생기면 건강 상태는 유지할 수 없고 병에 걸린다는 것이다.

자연계의 현상이 항상 온화하고 맑은 날만 있는 것이 아닌 것처럼 인간의 몸이나 마음에도 비가 오는 날이나 바람이 부는 날 등이 있고 컨디션이 나쁜 경우도 있는 것이다.

병의 원인은 7개의 나쁜 기운(邪氣)

그런데 병의 원인이 되는 것을 동양의학에서는 사기(邪氣)라고 부르고 있다. 여기서 사(邪)는 사악(邪惡)의 사를 의미하고 기(氣)는 기혈(氣血)의 기를 의미한다. 즉, 이 사악한 기가 몸속으로 들어감으로써 병이 생기게 된다고 생각하는 것이다.

사기의 종류는 자연계의 현상에 비교해서 보면 7가지가 있다. 寒의 사기, 暑의 사기, 風의 사기, 溫의 사기, 熱의 사기, 燥의 사기, 火의 사기가 그것이다.

예를 들면 풍사(風邪)라고 불리는 風의 사기는 풍문(風門)이라는 경혈을 통해서 몸속으로 들어가서 인간에게 「감기」라는 것을 걸리게 한다. 그리고 이것이 점점 풍지(風池)라는 경혈의 池(연못)에 모이고 풍부(風府)라는 후두부의 경혈에 모여서 감기를 악화시킨다고 한다.

이와 같이 몸속으로 들어간 사기는 기의 흐름, 에너지의 흐름에 혼돈을 일으켜서 모르는 사이에 인간의 몸속을 순환하고 있는 것이다. 그리고 그 흐름이 막히거나 점점 고이게 되어 병이나 증상을 일으킨다는 것이다.

이들 흐름의 줄기인 경락에는 곳곳에 사기가 모이기 쉬운 곳이 있으며 그것이 경혈(經穴)이라는 것이다. 따라서 지압요법이란 이런 경혈에 모여있는 사기를 제거하거나 눌러서 흘려 보내거나 하는 것으로 병이나 증상의 회복·개선을 도모하고자 하는 치료법이라고 말할 수 있다.

134 곡지(曲池)

「曲」은 구부러지다, 「池」는 연못·고이다라는 의미가 있다. 따라서 팔꿈치의 구부러진 곳에 위치하는 경혈로, 연못과 같이 나쁜 기운이 모이기 쉬운 장소라는 것을 나타내고 있다.

[경혈 찾는 법] 팔꿈치를 구부리면 팔꿈치 안쪽의 관절 부분에 옆주름이 생기며 엄지손가락쪽의 끝에 있다. 즉, 팔 위쪽 뼈와 팔 앞쪽의 엄지손가락쪽의 뼈 사이에 팔꿈치를 구부렸을 때 측면에서 보면 오목하게 들어간 부분이 생기는 곳에서 이 경혈을 찾을 수 있다. 이 경혈을 압박하면 통증을 느낄 수 있다.

[치료 효과] 곡지는 대장의 기능을 판단하는데 매우 중요한 경혈이다. 원래 나쁜 기운이 모이기 쉬운 장소이기 때문에 그곳의 흐름을 좋게 해 주는 것에 의해서 대장의 나쁜 기운을 제거할 수 있는 것이다. 따라서 설사나 변비에 효과를 발휘할 수 있다.

또 응용범위가 넓고 테니스 엘보우, 어깨에서 팔에 걸친 통증이나 무겁게 느껴지는 느낌, 교통사고 후유증, 뇌혈관 장애에서 오는 팔의 마비, 반신불수, 뇌졸중, 숨이 차는 증상, 가슴 주변의 통증, 두통, 머리가 무거운 증상, 위하수, 위아토니 등에도 효과가 있다. 이 경혈은 피부병, 당뇨병 등에도 활용되는 것 외에 냉한 체질 여성의 생리불순 등에도 효과가 있다.

135 수삼리(手三里)

「三」은 숫자 3을 나타내며 동양의학에서 말하는 「天의 숫자」로 행운의 숫자를 의미한다. 「里」라는 한자는 분해하면 田과 土가 되고 벼라는 의미도 포함되어 있다. 벼는 식량이라는 뜻으로 와전하여 위장의 병에 매우 효과가 있는 경혈인 것을 나타낸다.

수삼리라는 경혈명은 온류(溫溜)라는 경혈에서 삼리(손가락 3개 정도)의 장소에 있는 것을 나타내며 위장에 매우 관계가 깊은 곳을 나타낸다.

[경혈 찾는 법] 팔 앞쪽 부분의 엄지손가락쪽의 측면에 있는 경혈이다. 손바닥을 위로 하여 팔꿈치 안쪽의 구부러진 곳에서 엄지손가락으로 나온 뼈까지를 선으로 연결한다. 다음에 그 선을 5등분하고, 팔꿈치에서 5분의 1 정도 가보면 수삼리라는 경혈이 있다.

여기를 누르면 가운뎃손가락쪽에 통증이 전해지는 것을 느낄 수 있다.

[치료 효과] 위장의 증상 치료에 이용되는 것 외에 옛날부터 종기에 매우 효과가 있다고 알려졌으며, 만성 종양에도 효과를 나타내고 있다. 얼굴에 여드름이나 부스럼, 습진이 생겼을 때에 특히 매우 많이 이용되는 경혈이다.

또 잇몸이나 치통, 테니스 엘보우, 팔의 신경통, 안면마비, 위장이 약해서 오는 트림, 위경련, 명치 통증, 목의 부종·통증, 편도선염, 설사, 당뇨병 등에도 효과가 있다.

이 경혈은 다른 이름으로 귀사(鬼邪)라고 불리는데 이와 같이 이름에 鬼자가 붙는 경혈은 옛날부터 신경을 가라앉히는 효과가 있다고 한다. 따라서 이 경혈은 정신적인 안정에도 활용되고 있다.

136 공최(孔最)

「孔」이라는 글자는 穴 즉 경혈이라는 것을 의미하며 「最」는 가장(최고)이라는 의미이다.

폐경(肺經)의 증상이 있을 때에는 나쁜 기운이 여기에 가장 많이 모인다는 것이다. 따라서 호흡기계의 증상에 현저하게 효과를 발휘할 수 있다.

[경혈 찾는 법] 손바닥을 위로 하여 팔꿈치를 가볍게 구부리면 팔꿈치의 안쪽 중앙에 깊지 않고 둥글며 오목하게 들어간 부분이 생긴다. 그 오목하게 들어간 부분의 안쪽을 따라서 손목 방향으로 향하여 손가락 3마디만큼 내려간 곳에 공최가 있다.

또는 손목의 주름에서 팔꿈치의 주름까지 10등분 하여 손목에서 7등분째 정도에 있는 것을 기준으로 찾는 것도 좋다. 여기를 누르면 통증이 느껴지는 사람이 많을 것이다.'

[치료 효과] 호흡기가 조화롭지 못할 때에 느껴지는 결림이나 통증 등에 자주 반응하고 호흡기의 증상에 뛰어난 효과를 발휘한다. 만성기관지염, 흉막염, 천식, 폐기종 등 호흡기계 병의 기침을 가라앉히고 갑자기 심한 기침이 나오는 듯한 경우에는 이 경혈을 누르는 것만으로도 충분히 편안해질 수 있다.

또 각혈, 담, 목의 부종·통증, 코막힘, 팔 앞쪽이 차가움, 팔꿈치 관절 부분의 통증, 치통의 치료에도 효과가 있다. 발열하고 있는데도 땀이 나오지 않는 경우에 자주 활용된다. 치질, 탈항, 탈장, 탈모, 원형탈모증의 치료에도 응용되고 있다.

137 극문(郄門)

「郄」은 틈을 말하며 「門」은 출입구를 의미한다. 즉, 뼈와 살의 틈에 위치하고 동양의학에서 말하는 병의 원인이 되는 나쁜 기운이 출입하는 곳을 의미한다.

[경혈 찾는 법] 손바닥을 위로 할 때 팔 앞쪽 부분의 한가운데에 있는 경혈이다. 손목을 구부리면 중앙에 딱딱한 줄기가 나온다. 이곳에서 손목의 중앙까지 이어진 선의 한가운데가 극문이라는 경혈이다. 손목이 구부러진 곳에서 정확하게 손가락 5마디만큼 떨어진 곳이다.

[치료 효과] 손의 저림이나 통증, 신경통 등 팔꿈치나 팔의 통증에 효과가 있고 교통사고로 인한 후유증의 치료에도 이용되고 있다.

또 극문을 자극하는 것으로 자율신경계의 흥분을 가라앉히는 효과가 있다. 따라서 자율신경에 따라서 컨트롤되고 있는 심장이나 혈관의 증상에 효과가 있다. 코피나 토혈, 놀랐거나 공포를 느꼈을 때에 정신을 안정시키는 데도 활용할 수 있다.

특히 심장에 관한 증상에 매우 효과를 발휘하는 경혈로 알려져 있고, 가슴이 두근거리거나 숨이 차거나, 숨 쉬기 곤란한 증상, 가슴의 통증 등의 치료에도 효과가 있다.

심장이 좋지 않다고 느껴졌을 때에 이 경혈을 3~5초 압박하고는 1~2초 쉬는 동작을 여러 차례 반복하는 것만으로도 충분히 편안해진다.

그 외에도 위장의 병이나 저혈압 등의 치료에 효과적이다.

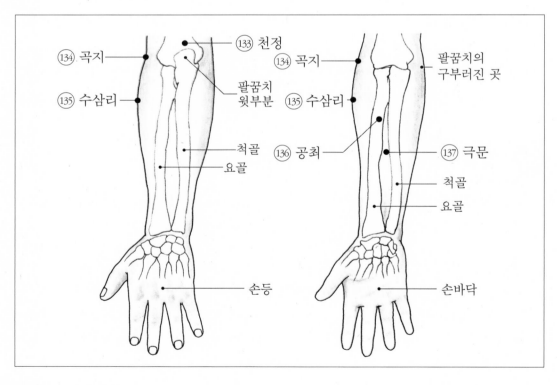

138 내관(內關)

「內」는 속을 나타내며 「關」은 기침을 의미한다. 따라서 이 경혈명은 손의 안쪽에 있고 몸의 기능과 관계가 있는 경혈의 길을 순환하고 있는 에너지를 막는 장소인 것을 나타낸다. 또 손등쪽에 있는 외관과도 관계가 있는 경혈이기도 하다.

[경혈 찾는 법] 손바닥을 위로 하고 손목을 구부려서 손가락으로 팔 앞쪽을 더듬으면 중앙에 2개의 근육을 발견할 수 있을 것이다. 이 경혈은 그 2개의 근육 사이로 손목의 구부러진 곳에서 손가락 2마디만큼 팔꿈치쪽 방향에 있고 누르면 통증을 느낄 수 있다.

[치료 효과] 심장 발작 등의 경우에 효과가 있다. 또 만성위염이나 불면증, 초조함, 히스테리, 딸꾹질 등의 증상이나 눈의 충혈, 명치의 통증, 팔이나 손의 통증·저림, 신경통 등에도 효과를 발휘한다. 담석증이나 치통, 당뇨병이나 저혈압에서 오는 나른함 등에 이용되는 경우도 있다.

최근에는 호흡기계 및 순환기계의 질환이 있을 때 전문의의 손에 의해서 이 경혈에 침을 놓고, 그곳에 저주파의 전기를 흘려보내는 치료를 하는 케이스가 많다.

139 열결(列缺)

「列」은 군대에서 병사가 열을 지어서 나가게 하는 모양을 나타내고, 「缺」은 빠지다·지금까지 있었던 것의 일부가 빠져서 부족하다는 의미를 나타내고 있다.

열결이라는 경혈명은 폐의 기능에 관계하는 길을 흘러가고 있던 에너지가 여기를 경계로 하여 일부분이 체내의 다른 길로 흘러 들어가는 것을 나타낸다.

[경혈 찾는 법] 손바닥을 위로 하여 손목 옆주름의 엄지손가락쪽을 팔꿈치 방향으로 손가락 2마디만큼 간 곳에 있는 경혈이다. 손가락으로 누르면 동맥의 박동을 느낄 수

있다.

[치료 효과] 기침, 담, 만성기관지염, 두통, 코의 질환, 등이나 가슴이 차가워서 숨 쉬기 답답함을 느낀 경우에 효과가 있다. 얼굴과 팔의 마비나 통증, 반신불수, 손바닥이 화끈거리는 증상 등에도 효과를 발휘한다. 또 이 경혈은 사혈치료(瀉血治療)를 하면 매우 효과가 있다고 한다.

140 음극(陰郄)

「陰」은 음양의 음을 말하고 손바닥쪽을 의미하며, 「郄」은 틈을 나타낸다. 「郄」이라는 장소는 뼈와 살의 틈까지 많은 신경이 줄기 사이에 나타나는 곳으로 자극을 주는 데 적당한 곳이다.

[경혈 찾는 법] 손바닥을 위로 하여 손목을 더듬으면 새끼손가락쪽으로 콩과 같은 뼈를 발견할 수 있다. 그곳에서 팔꿈치 방향으로 손가락 반마디만큼 올라간 곳에 있다.

[치료 효과] 「郄」이라는 장소는 심장을 순환하는 경수(經水)라고 불리는 몸의 에너지 흐름이 막히거나 고이기 쉬운 장소를 나타낸다. 따라서 이 경혈에 자극을 주어 경수의 흐름을 부드럽게 하면 순환기계 특히 심장 증상에 효과가 있다.

침이나 뜸을 치료에 사용하지만 지압의 자극만으로도 효과가 있다. 특히 급성 증상에 효과를 발휘할 수 있으며, 협심증의 발작 시에는 이 음극을 압박하면 통증을 완화시킬 수 있다.

가슴이 두근거리거나 숨이 차는 증상에는 매우 효과적이다. 또 명치의 통증, 코막힘, 피로한 눈, 아이들의 경련, 팔의 새끼손가락쪽 측면 통증, 혈액의 순환불량에서 오는 상기되는 증상 등의 치료에도 효과를 볼 수 있다.

이뿐만 아니라 코피나 위에서 출혈이 있을 때에 지혈하는 데도 효과를 발휘한다.

141 온류(溫溜)

「溫」은 따뜻하다·부드럽다를 의미하며, 「溜」는 고이다를 나타내는 것이다. 이 경혈명은 고여버린 경수(에너지의 흐름)를 부드럽게 할 수 있다는 의미를 나타내는 것이다. 열병이 있을 때에는 이 경혈에 나쁜 기운이 고인 것이라고 말할 수 있다.

이 경혈은 다른 이름으로 사두(蛇頭)라고 불린다. 이것은 손바닥을 힘껏 잡았을 때 팔꿈치에서 이 경혈 주변까지 솟아오르는 근육의 모양이 마치 뱀의 머리 부분과 같이 보인다는 것에서 유래되고 있다.

[경혈 찾는 법] 손등을 위로 향하여 비틀었을 때 팔 앞쪽의 팔꿈치와 손목 한가운데에 위치하는 경혈이며, 이곳을 압박하면 통증이 느껴진다. 또는 팔 앞쪽 부분의 엄지손가락 쪽 측면에 있고 수삼리에서 손가락 3마디만큼 손목쪽으로 내려간 곳에서 이 경혈을 찾을 수 있다.

[치료 효과] 이 경혈은 손과 발의 근육통, 신경통, 어깨에서 팔꿈치나 등에 걸친 결림과 통증, 반신마비, 목의 부종, 치통, 치질, 구내염, 코피, 안면마비 등의 치료에 효과가 있으며 자주 활용되고 있다.

특히 급성 탈장에서 발열·설사를 하는 경우에 효과를 발휘한다. 그 외에는 조울병 등에도 매우 효과적이다.

142 외관(外關)

「外」는 밖을 나타내고, 「關」은 기침을 뜻하며 갑자기 기침을 하는 것을 의미한다. 따라서 이 경혈명은 몸의 기능에 관계가 있는 길(經絡)을 흐르고 있는 에너지가 기침을 멈추게 할 수 있는 장소이며 손등쪽에 있다는 의미를 나타낸다. 또 손바닥쪽에 있는 내관과 표리일체의 관계가 있는 것도 의미한다.

[경혈 찾는 법] 손등을 위로 하여 손목의 중앙에서 팔꿈치쪽으로 손가락 2마디만큼 올라간 곳에 있다.

[치료 효과] 난청, 귓불에 생긴 증상에 매우 효과적이다. 또 뇌졸중에서 손발의 마비 · 통증, 반신불수 등에도 뛰어난 효과를 발휘한다. 손가락의 통증으로 물건을 잡을 수 없는 경우나 팔 앞쪽의 통증, 두통, 피부의 증상 등에도 활용된다.

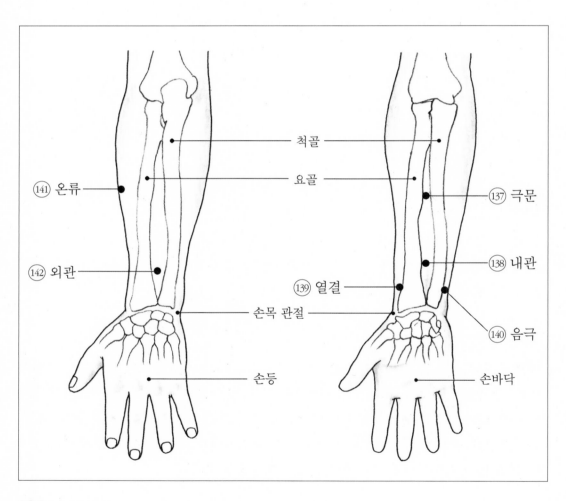

143 양로(養老)

「養」은 양육하다·기르다를 의미하며 「老」는 나이를 먹다·쇠약해지다는 뜻을 나타내고 있다. 따라서 양로란 문자 그대로 노인을 양육하다는 의미를 나타내며 노인의 보양 뜸을 뜨는 장소를 나타내고 있다.

[경혈 찾는 법] 손등을 위로 하여 그 상태에서 손목의 새끼손가락쪽을 보면 눈으로도 알 수 있듯이 뼈가 튀어나온 부분이 있다. 이 부분에 손가락을 대면 갈라진 틈이 있다는 것을 알 수 있다. 양로라는 경혈은 그 갈라진 틈의 중앙에 있다.

[치료 효과] 이 경혈은 얼굴이나 등에 생기는 종기에 특효 경혈이며 지압이나 뜸을 뜨면 뛰어난 효과를 발휘한다. 또 안정피로에서 오는 침침한 눈, 시력저하, 귀의 통증, 어깨나 팔꿈치의 통증에도 활용되는 경우가 있다.

144 소충(少衝)

「衝」은 길이 막혀서 더 이상 진행할 수 없는 말단 부분을 나타내는 것이다. 소충이라는 경혈명은 몸속의 에너지가 흐르는 경혈의 길 중에서 소음심경(少陰心經)이라고 불리는 것이 소충의 위치에서 끝나는 것을 나타낸다.

[경혈 찾는 법] 새끼손가락의 손톱 뿌리이며 약손가락 근처의 측면에 있다.

[치료 효과] 심장의 병에는 매우 효과가 있는 경혈로 알려져 있으며 침이나 뜸 치료에 활용되고 있는 곳이다. 특히 가슴의 전중과 함께 뜸을 뜨면 가슴이 두근거리는 증상이 심할 때 뛰어난 효과를 기대할 수 있다. 손과 입이 화끈거리거나 상기되는 증상, 발열, 숨이 차거나 가슴이 답답한 증상, 구토한 뒤의 목의 갈증, 눈의 흰자가 노랗게 되는 것은 특히 새끼손가락쪽이 아플 경우에 이용하면 효과를 볼 수 있다.

145 신문(神門)

「神」은 신 · 마음을 나타내며 신령이 머무는 곳을 동양의학에서는 심장이라고 하고, 여기에 「神」 즉 「心」이 머문다고 한다. 「門」은 출입구를 나타낸다. 따라서 마음에 머무는 심장에 관통하는 출입구가 이 경혈인 것이다.

[경혈 찾는 법] 손바닥을 위로 했을 때 손목의 관절 부분의 새끼손가락 끝에 있다. 손목을 가볍게 구부려서 새끼손가락의 손목 관절부분을 더듬으면 딱딱한 줄기가 있다. 그것을 계속해서 새끼손가락쪽으로 더듬으면 곧바로 둥근 콩과 같은 뼈에 이르게 된다. 이 뼈의 앞을 만지면 작고 오목하게 들어간 부분이 있는데 그곳이 신문이다.

[치료 효과] 이 경혈은 심장의 이상 유무를 아는 데 매우 중요하다. 이 신문 경혈을 관찰해 보면 심장의 이상 유무를 알 수 있다. 따라서 가슴이 두근거리는 증상이 매우 심하게 느껴질 경우에 활용되는 경혈이다. 또 쉬 피로하거나 나른하고 마디마디가 아픈 증상에도 매우 뛰어난 효과를 발휘한다.

구토, 토혈, 입 속의 갈증과 식욕부진, 발열이 있는데도 오한이 생기는 증상, 팔꿈치나 손은 차가운데 얼굴이 상기되는 증상, 명치가 아프거나 가슴이 답답한 증상, 팔이 저리거나 통증이 느껴질 때, 오줌을 지리는 증상, 피로한 눈, 저혈압, 변비 등의 증상에 매우 효과적이다. 그 외에도 초조함, 히스테리, 노이로제, 신경통 등 마음의 증상에도 활용된다.

146 대릉(大陵)

「大」에는 중요하다 · 중요시하다라는 의미가 있고, 「陵」은 큰 언덕이라는 의미로 이 경혈이 손목에 솟아오른 부분의 경계선에 있는 중요한 경혈인 것을 나타낸다.

[경혈 찾는 법] 손바닥을 위로 하고 손목을 구부리면 손목의 관절 부분에 2개의 줄기가

생긴다. 그 줄기 중에서 한가운데 부분에 있는 경혈이 대릉이다.

[치료 효과] 꽤 넓은 범위에 걸쳐서 사용되는 경혈이다. 손바닥이 화끈거리거나 팔의 통증이나 저림, 만성관절 류머티즘, 반신불수 등에 효과를 발휘하는 것 외에 겨드랑이 밑이나 목의 부종, 명치의 통증, 심신증이나 히스테리, 조울병 등 마음의 증상에도 효과가 있다.

손목이 삐었거나 관절의 통증은 여기를 중심으로 치료를 하게 된다. 또 옴이나 입 속의 갈증, 소변 색이 빨갛게 될 경우에도 활용하면 효과적이다. 심장의 병에도 자주 이용되고 있다.

147 태연(太淵)

「太」에는 중요·한창이란 의미가 있고, 「淵」은 가장자리·웅덩이라는 뜻이 있다. 따라서 물이 고여서 흐르지 않는 큰 강물이 된다는 것을 나타낸다. 이 경혈은 폐의 기능에 관계가 있고 폐의 상태가 나쁠 때에는 이 경혈에 몸을 순환하는 에너지가 마치 큰 강과 같이 흐르지 않는다는 것이다.

[경혈 찾는 법] 손바닥을 위로 하여 손목을 가볍게 구부리면 손목의 관절 부분에 옆주름이 생긴다. 태연은 그 주름 위에 있는 경혈이다. 손목의 관절 부분에는 엄지손가락쪽에 뼈의 돌출이 있는데 그 안쪽 아래에서 찾을 수 있다. 거기에 닿으면 동맥의 박동을 느낄 수 있다.

[치료 효과] 이 경혈은 기침, 담, 가슴의 통증 등 호흡기계의 질환에 활용된다. 한편 소화기계의 기능이 쇠약해진 듯한 경우에 이 경혈을 자극하면 효과를 거두기도 한다고 알려져 있다.

천식의 답답함을 완화시키는 데는 이 경혈에 뜸을 뜨면 효과가 있다. 그리고 쉬 피곤하

거나 권태감이 있을 경우나 관절의 통증 등에 효과가 있다. 따라서 만성관절 류머티즘이
나 손이 삐는 증상, 어깨나 등의 통증 치료에도 사용된다.

그 외에 이 경혈은 기미, 주근깨, 탈모, 원형탈모증뿐만 아니라 눈의 질환에도 효과를
발휘한다.

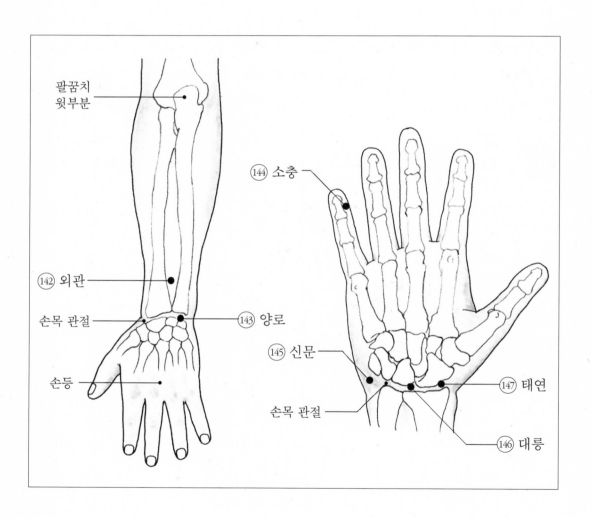

148 어제(漁際)

엄지손가락의 끝에 볼록한 부분은 마치 그 모양이 생선의 형태와 비슷하기 때문에 어복(漁腹)이라고 불린다. 이 어복의 옆(際)에 위치하고 있는 것이므로 어제라는 경혈명이 붙게 된 것이다.

[경혈 찾는 법] 엄지손가락의 끝에 볼록한 부분에서 손목 방향으로 향하여 그 옆까지 간다. 그 위치에서 손바닥과 손등과의 피부 경계부에 있다. 이 부분을 누르면 뼈의 딱딱함을 느낄 수 있다.

[치료 효과] 엄지손가락의 끝에 볼록한 부분(어복)의 색으로 위장의 상태를 판단할 수 있다고 한다. 예를 들면 설사 증상이 있을 때 특히 위장의 상태가 좋지 않을 때는 파란 줄기가 되어 나타난다.

또 간장에 이상이 있다면 간반(肝斑)이라고 해서 이 부분이 빨갛게 된다. 만성 질환의 경우에는 경맥(經脈)이 검게 보인다고 한다.

이와 같이 이 경혈은 위장이나 간장과의 관계가 깊고 폭음과 폭식으로 위장이나 간장의 상태를 무너뜨릴 경우나 피곤할 때에 여기를 자극하면 효과가 있다.

149 상양(商陽)

「商」은 동양의학에서 폐의 기능에 관계가 있는 것을 의미하고 있다. 또 손등과 손바닥에서는 손등이 양이고 손바닥이 음이기 때문에 「陽」의 글자가 붙는 상양은 손등쪽에 있다는 것을 알 수 있다.

[경혈 찾는 법] 이 경혈은 손등을 위로 하고 보면 집게손가락에 있는데 그 집게손가락 부분 중에서도 엄지손가락쪽의 손톱 끝에 있다. 엄밀하게 말하면 손톱의 옆에서 얼마 떨

어지지 않은 곳에 있다.

[치료 효과] 명치가 답답한 증상 등의 치료에 효과가 있는 중요한 경혈이며, 설사 증상에 뛰어난 효과가 있다. 단순한 설사라기보다는 감기에 걸렸을 경우의 발열과 동반되는 설사를 하는 경우에 특히 효과를 발휘한다.

기침, 담, 입 속의 갈증, 귀울음, 난청, 피로한 눈, 시력저하, 치통, 가슴이 답답한 증상 등에도 활용될 수 있는 경혈이다.

또 급성기에 증상이 가벼울 때에는 편도선염, 귀울음, 뇌충혈 등의 경우에 전문의로부터 이 경혈에서 피를 뽑는 것이 좋다. 단 이 방법으로 치료를 할 경우에는 어디까지나 급성기에 증상이 가벼울 때만 이용하도록 한다.

150 합곡(合谷)

이 경혈은 손등에서 엄지손가락과 집게손가락의 경계선에서 오목하게 들어간 부분에 있다. 합곡이라는 명칭은 그 오목하게 들어간 부분이 마치 계곡과 같다고 하는 것에서 유래된 것이며, 그곳에서 몸속을 순환하는 활력이 되는 에너지가 용솟음치는 것을 나타내고 있다.

또 엄지손가락과 집게손가락을 크게 벌리면 그 모양이 마치 호랑이가 크게 입을 벌린 듯하게 보이는 것에서 이 경혈을 호구(虎口)라고도 부른다.

[경혈 찾는 법] 손등을 위로 하고 손가락을 펼친다. 그대로 손가락을 쫙 뒤로 젖히고 엄지손가락과 집게손가락의 뿌리 뼈와 뼈가 접하는 부분이 있는데, 이 부분을 누를 때에 통증이 느껴지는 오목하게 들어간 부분이 바로 합곡이라는 경혈이다.

[치료 효과] 응용범위가 넓어서 폭넓은 증상에 활용되고 효과를 거두는 경혈이다. 두통, 치통, 잇몸 통증, 구내염, 목의 부종·통증, 발열, 피로한 눈에 의한 시력저하, 귀울

음, 신경통, 손의 저림이나 통증, 코피, 위염, 위경련, 복통, 설사, 변비 등 여러 가지 증상에 효과가 있다.

천식이나 부종, 차멀미나 숙취에 의해서 기분이 나쁘거나, 나른하고 피곤할 때에도 활용되는 경혈이다. 또 여성의 생리에 관계가 있는 증상에 효과가 있고 월경곤란증, 월경통, 월경불순 등의 치료에도 사용된다.

그 외에도 간질, 심신증, 어린이의 경련 등 뇌신경계의 증상이나 여드름, 종기, 기미, 주근깨, 탈모, 원형탈모증 등에 효과가 있으며 고혈압이나 저혈압, 안저출혈, 노인성 백내장 등에도 자주 사용된다.

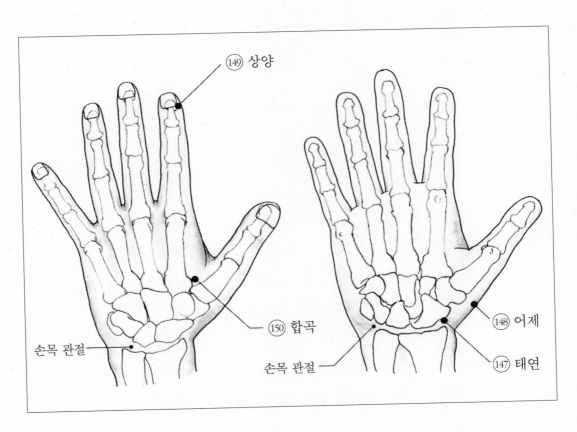

⑭⑨ 상양

⑮⓪ 합곡

손목 관절

손목 관절

⑭⑧ 어제

⑭⑦ 태연

151 양계(陽谿)

「陽」은 음양의 양으로 손등을 나타내고, 「谿」는 골짜기, 계곡으로 큰 골짜기를 말한다. 즉, 손목의 손등쪽 엄지손가락 아래에 생긴 2개의 줄기 사이에 오목하게 들어간 곳에 이 경혈이 위치하는 것에서 그 모양을 둘러싸여진 계곡에 비유한 것이다.

이 외에도 뼈나 줄기에 둘러싸인 오목하게 들어간 부분(계곡)에 있는 경혈의 이름에는 谿라는 글자가 사용된다.

[경혈 찾는 법] 손등을 위로 하고 손가락을 펼치듯이 하여 엄지손가락을 뒤로 젖히면 엄지손가락의 뿌리쪽에 2개의 딱딱한 줄기가 나타난다. 그 줄기의 중앙부에 손목의 옆주름이 양계 경혈이다.

또 오목하게 들어간 부분을 손가락으로 짚으면 팔 앞쪽의 뼈와 손의 뼈가 만나는 부분이 있는데 그곳을 기준으로 하면 쉽게 찾을 수 있다.

[치료 효과] 이 경혈은 숨 쉬기 곤란한 증상, 기침, 차가운 증상 등의 치료에 이용되고 있다. 또 목의 통증, 치통, 손목의 통증, 귀울음, 난청, 중풍, 팔꿈치나 팔 앞쪽의 저림, 반신불수 등에도 효과가 있다. 조울증에도 이용하면 효과적이다.

152 양지(陽池)

「陽」은 음양의 양으로 손등을 나타내며 「池」는 연못을 의미한다. 동양의학에서 병의 원인이라고 생각되는 나쁜 기운이 모이기 쉬운 장소라는 것을 나타내는 것이다.

[경혈 찾는 법] 손등을 위로 하여 손가락을 쫙 펼쳤을 때 손목을 잡으면 관절 부분의 한 가운데와 새끼손가락에 2개의 딱딱한 줄기를 발견할 수 있는데 양지는 이 2개의 줄기 사이에 생기는 오목하게 들어간 부분의 중앙에 있다. 즉, 손목 옆주름의 중앙에 해당하는

것이다.

[치료 효과] 통증으로 팔이 올라가지 않거나, 오십견 등 어깨에서 팔에 걸친 증상에 효과가 있다. 특히 수근관절통(手根關節痛), 류머티즘, 어깨의 신경통 치료 등에 매우 효과가 있다.

또 나른함이나 입 속의 갈증, 빈뇨 등의 증상이나 기미, 주근깨, 습진, 두드러기, 여드름, 종기 등에 효과가 있으며, 탈모나 원형탈모증에도 효과가 있다.

이 경혈은 자궁의 위치 이상을 고치는 데 뛰어난 효과가 있는 경혈로 잘 알려져 있고 대하 등의 증상에도 활용되고 있다. 또 임포텐츠의 치료에도 이용되는 경우가 있다.

153 양곡(陽谷)

「陽」은 음양의 양을, 「谷」은 계곡 중의 험하고 작은 골짜기·골짜기 사이를 나타낸다. 따라서 손등에서 손목의 위, 새끼손가락쪽에 있는 오목하게 들어간 부분에 위치하고 있는 것을 이 경혈명은 나타내고 있다.

[경혈 찾는 법] 손등을 위로 하여 새끼손가락쪽의 손목을 잡으면 가장 끝에 뾰족한 뼈가 있다. 그 근처의 손목 거의 중앙 부분에 그것보다도 큰 뼈가 있다. 이 경혈은 그 큰 뼈를 손가락 끝쪽으로 짚은 곳에 있는 오목하게 들어간 부분의 중앙에 있다.

[치료 효과] 손목의 관절 치료에 이용되는 것 외에 여러 가지 증상의 치료에 활용된다. 엄지손가락의 뿌리에 생기는 오목하게 들어간 부분의 중앙 경혈인 양계(陽谿)가 陽의 계곡이기 때문에 양곡과 양계는 서로 연관하여 치료에 이용되고 있다.

양곡은 두통, 치통, 뺨에서 귀나 목 주변에 걸친 통증, 늑간신경통, 손의 신경통에 효과가 있지만 급성 시의 통증, 발열 시에는 양계와 함께 치료에 이용하는 경우도 있다. 대장·소장의 상태를 판단하는 데도 중요한 경혈이다.

또 현기증, 앉았다가 일어설 때의 어지럼증, 귀울음 등에도 활용된다.

154 소택(少澤)

「少」는 적다 · 작다라는 의미이지만 여기에서는 소장을 나타낸다. 「澤」은 냇가와 같이 초목과 물이 접하여 축축하고 움푹 패인 곳을 의미한다. 이 경혈명은 뼈와 살이 접하는 오목하게 들어간 부분이라는 장소를 나타냄과 동시에 소장의 기능과 관계가 있는 경락의 줄기를 윤기있게 하는 것을 나타낸다.

[경혈 찾는 법] 새끼손가락 손톱 뿌리의 바깥쪽에 있는 경혈이다. 엄밀하게 말하면 손톱 뿌리 끝부분에 있는 것이 아니라 약간 떨어진 곳에 있다.

[치료 효과] 눈의 질환 특히 백내장, 녹내장 등의 증상에 효과가 있다. 단 그 치료는 가정요법으로는 실시할 수 없기 때문에 반드시 전문 지압요법으로 치료하는 의사에게 상담해야 한다.

또 발열하는데도 오한이 있으며 땀이 나지 않거나, 기침, 목의 부종 · 통증, 가슴이 두근거리거나, 숨이 차거나, 가슴이 답답함, 팔꿈치의 통증, 손목의 결림, 두통 · 머리 무거움증, 침이 자주 나오거나 하는 증상일 경우에도 이 경혈을 자극하면 효과적이다.

동양의학에서는 손발의 손끝 즉, 손톱 끝에 있는 경혈은 반신불수의 치료에 매우 큰 효과를 발휘한다고 알려져 있다. 그 치료를 할 때에는 왼쪽의 반신불수나 마비, 저림에는 왼쪽 경혈을, 오른쪽의 반신불수나 마비, 저림에는 오른쪽의 경혈을 지압한다. 새끼손가락의 손톱에 있는 소택이라는 경혈도 반신불수의 치료에 효과를 거두는 경혈 중의 하나라고 말할 수 있다.

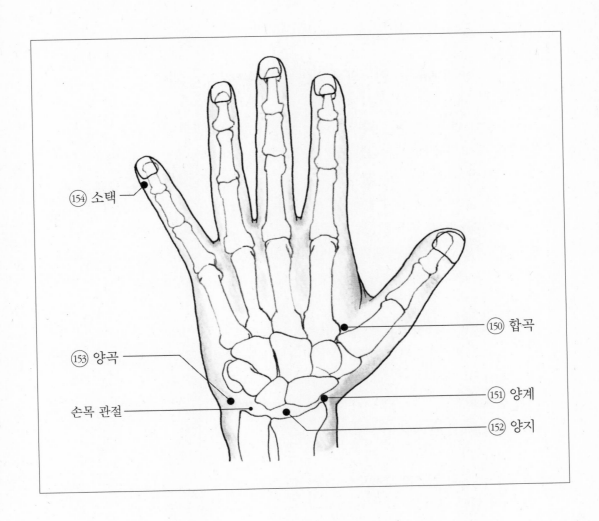

⑮ 소택

⑮ 양곡

손목 관절

⑮ 합곡

⑮ 양계

⑮ 양지

병의 내적 원인 · 외적 원인 · 모르는 내외적 원인

이미 여러 번 말했듯이 동양의학에서는 병의 개념의 하나로 몸속에 나쁜 기운 (邪氣)이 들어가서 병이나 증상을 유발시킨다고 생각한다. 나쁜 기운은 자연계의 현상에 비유한 것으로「寒 · 暑 · 風 · 溫 · 熱 · 燥 · 火」등 7개가 있고, 과학적으로는 기후나 습온 · 습도 등의 변동이라는「외적 원인」으로서 받아들일 수 있다.

그러나 모든 병과 증상은 이와 같은 외적 원인으로 일어나는 것은 아니다. 외적 원인 · 내적 원인 · 모르는 내외적 원인이라고 불리는 3가지의 원인에 의해서 여러 가지 병이나 증상이 일어나게 되는 경우가 있다는 것이 동양의학의 종합적인 병의 개념인 것이다.

인간의 몸의 기능에는 여러 가지 정신적 · 정서적 동요가 모르는 사이에 영향을 미치게 되고, 이것이 점점 심해져서 병이나 증상을 일으키게 되는 경우도 적지 않다. 그래서 이 정서적 · 정신적인 동요에 의한 경우를「외적 원인」에 비해서「내적 원인」으로 하고 있다.

인간의 정서적 동요를 주로「기쁨 · 노여움 · 슬픔 · 생각 · 근심 · 놀라움 · 공포」라는 7가지로 나누고 칠정(七情)의 혼란이라고 부른다. 동양의학에서는 이 칠정의 혼란을 병의 원인의 주체로서 생각하고 있는 것이다.

7가지의 나쁜 기운이「외적 원인」, 칠정의 혼란이「내적 원인」이 되고, 그 외에 내적 원인에도 외적 원인에도 속하지 않는「잘 모르는 내외적 원인」(폭음과 폭식이나 과로 등)이 서로 어울려서 복잡한 병이나 증상이 일어나거나 악화된다고 생각하는 것이다.

이런 병의 원인은 현대의학에서 말하는 바이러스나 세균류와는 전혀 다른 개념이다. 따라서 동양의학에서는 감염증이나 심한 증상의 급성병을 치료하는 것은 곧

란하다.

　그러나 계절의 변화나 기후의 변화, 정신적인 스트레스 등이 원인으로 일어나는 병과 증상에 동양의학의 치료법이 놀라울 정도로 효과를 거두는 것은 이런 개념에서 병과 증상을 연구하고 임상경험을 거듭해 왔기 때문이다.

다리의 경혈

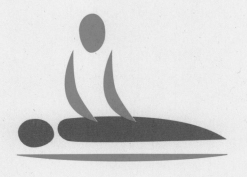

155 음렴(陰廉)

여기에서의 「陰」은 음부(陰部)·음기(陰器)를 나타내며, 「廉」은 구석·옆 등의 의미가 있다. 따라서 음렴이라는 경혈명은 음부의 구석에 있고 음부의 병을 치료한다는 의미가 내포되어 있다.

[경혈 찾는 법] 허벅지를 크게 벌려서 성기의 겨드랑이를 더듬으면 강하고 긴 줄기가 있는데, 이 줄기의 안쪽 부분 아래에 있다.

[치료 효과] 부인병에 특히 효과가 좋은 경혈이다. 또 불임증에 효과가 있다는 것은 잘 알려져 있지만 월경의 이상에도 매우 효과적이다. 월경 이상의 치료는 음렴뿐만 아니라 신유, 상료, 차료, 중료, 거궐, 태계 등과 함께 치료를 하면 더욱 효과를 증대시킬 수 있다.

그 외에도 고환염, 폐경신경통, 하지의 통증, 허리의 차가움증, 하복부의 당김, 임포텐츠 등에도 효과가 있다.

156 충문(衝門)

「衝」은 다니는 길·향하다·이르다·돌진하다는 의미가 있는데 여기에서는 충동·박동을 가리키고, 「門」은 입구라는 뜻이다.

충문은 동맥의 박동부분에 있고 체내의 에너지 흐름이 복부로 향하여 나아가는 문호(출입구)에 이르는 것이므로 이런 경혈명이 붙여진 것이다.

[경혈 찾는 법] 하복부와 대퇴부(허벅지)의 사이에 있는 다리의 홈을 서혜부라고 한다. 충문은 서혜부의 거의 중앙에 있고, 동맥의 박동을 느끼는 곳이다.

[치료 효과] 배꼽 아래에서 명치에 걸친 급격한 통증이나 자궁경련, 월경통의 통증에 매우 효과적이다. 갱년기 또는 냉증 여성이 목욕을 끝냈을 때나 더위를 먹었을 경우에

배꼽에서 명치에 걸쳐서 통증을 호소하는 경우가 있는데 이것은 자율신경의 부조화로 머리로 급격하게 피가 상기되었기 때문에 일어난다.

동양의학에서는 이러한 증상을 상충(上衝)이라고 말하며, 차가운 증상과 상기되는 것에도 효과가 있는 충문의 경혈은 이것에서도 유래된 것이라고 한다.

또 이 경혈의 부근은 남성의 생식기병이나 부인병의 경련과 같은 통증·압통이 생기는 곳도 있다. 따라서 치료에 이용하면 정소염(精巢炎), 탈항·자궁 위치 이상에서 오는 통증에도 효과를 기대할 수 있다. 그 외에도 유아의 경련, 가슴이 두근거리거나 숨 쉬기 곤란한 증상, 배에 물이 고이는 증상의 치료에 이용되는 경우도 있다.

157 복토(伏兎)

「伏」은 엎드리다·덮다라는 의미이며 「兎」는 토끼라는 뜻이다. 이 경혈은 다리의 근육이 솟아오른 곳에 있으며, 그것이 마치 지면에 엎드려 있는 토끼의 등과 같이 보이기 때문에 복토라는 경혈명이 붙게 된 것이다.

경혈명이나 고대의 의학용어 중에서는 이 복토와 같이 고대 중국인들이 연상하여 붙여진 이름이 많다.

[경혈 찾는 법] 복토는 정좌를 하고 찾는다. 정좌를 하면 허벅지에 큰 근육(大腿四頭筋)이 융기된다. 그 허벅지 앞쪽 근육이 융기된 곳의 거의 한가운데에 복토가 있다. 허벅지 쪽에서 무릎까지의 사이 한가운데에 있다고 생각해도 좋다.

[치료 효과] 허벅지의 근육이 갑자기 수축하여 끊어질 듯이 아픈 증상, 피곤하여 근육이 당겨서 아프고 무릎이 차가워서 아프거나, 각기(脚氣)가 심해서 걸을 수 없으며, 복부가 당기거나 가슴이 아픈 증상, 중풍으로 반신불수가 되었을 경우에 사용하면 효과가 있다. 그 외에도 다리의 신경통, 좌골신경통 등에도 효과가 있고, 위장의 상태가 나쁠 때 치료에 이용하는 경우도 있다.

158 기문(箕門)

「箕」는 키라는 의미이며, 곡물에 섞여있는 먼지를 털어 내면서 분류하기 때문에 농기구를 가리키는 것이다. 이 말이 와전되어 더러움을 제거한다는 의미가 된다. 한편 「門」은 출입구를 나타낸다.

따라서 기문은 몸속에 들어가서 섞인 여러 가지 이물질, 즉 나쁜 기운을 제거하는 경혈이라는 것이다. 또 「箕」라는 글자는 양쪽 발을 가지런히 하고 앉는 형태를 가리킨다. 따라서 다리에 달라붙은 나쁜 기운을 제거하고, 단정하게 양발을 모아서 앉을 수 있도록 하는 경혈이 이 기문이라고 해석할 수도 있다.

[경혈 찾는 법] 대퇴부 안쪽의 거의 중앙에 있다. 슬개골의 안쪽에서 위쪽으로 손가락 8마디만큼 올라간 곳으로 대퇴동맥의 박동을 느낄 수 있는 곳이 기문이다.

[치료 효과] 근육이 갑자기 수축되어 끊어질 듯이 아픈 증상 등 허벅지의 통증을 치료하는 것 외에 부인병이나 정소염(精巢炎) 등 남성의 생식기병에 효과가 있다.

그 외에도 서혜 헤르니아(탈장), 폐쇄 신경통, 다리의 정맥류(靜脈瘤), 치질, 유뇨증(遺尿症) 등의 치료에 이용하면 서혜부의 부종과 통증, 오줌을 지리는 증상, 배뇨 곤란 등의 증상을 완화시킬 수 있는 효과가 있다.

159 혈해(血海)

「血」은 피·혈맥을 의미하며 「海」는 바다·강가·물이 모이는 곳이라는 뜻이다. 따라서 혈해는 피바다를 가리키며 혈맥에 관한 병을 치료하는 경혈이다.

배꼽 아래에 기해(氣海)라는 경혈이 있는데 똑바로 누워서 다리를 60도 정도 벌리면 양발의 혈해와 기해가 정삼각형을 만든다. 동양의학에서는 「살아가는 에너지」를 기라고 말하지만 피가 막히는 것을 제거하는 것이 혈해이므로 기의 정체를 제거하는 것은 기해라는 것이다.

[경혈 찾는 법] 슬개골의 안쪽 가장
자리를 손가락 3마디만큼 올라간 부
분에 있다. 다리를 쭉 펼쳐서 무릎에
힘을 주면 무릎 안쪽에 오목하게 들
어간 부분이 생긴다. 그 오목하게 들
어간 부분의 위쪽에서 혈해를 찾을
수 있다.

[치료 효과] 혈해는 피의 정체를 제
거하고 혈액순환을 좋게 해주는 경
혈이다. 따라서 여성 특유의 생리에
서 일어나는 여러 가지 증상에 매우
효과가 있다.

예를 들면 월경불순, 월경통, 하복
부의 당김, 부종, 무릎 통증, 허리 통
증, 어깨 결림, 두통 등에 매우 효과
적이다.

이들 증상을 동양의학에서는 어혈
(瘀血)이라고 말하며 오래된 피가 원
인이 되어 일어나는 증상이라고 말
한다. 어혈의 증상이 생기면 혈해 경
혈에 반드시 압통이 나타나게 되고
이것은 혈해를 치료하면 빨리 풀 수
있다.

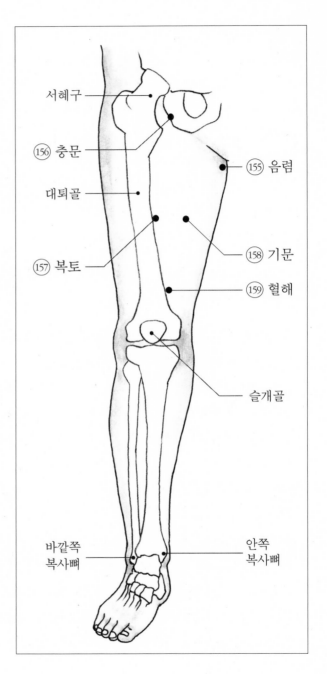

서혜구

⑯ 충문

대퇴골

⑰ 복토

⑮ 음렴

⑱ 기문

⑲ 혈해

슬개골

바깥쪽
복사뼈

안쪽
복사뼈

혈액순환을 좋게 하는 것 외에도 갱년기장애, 빈혈증, 임질, 임포텐츠 등에도 좋은 효과가 있고 습진이나 피부 미용에도 유효하다고 말할 수 있다. 또한 허벅지의 통증에 이용해도 매우 효과적이다.

160 내슬안(内膝眼)

슬개골을 사이에 두고 반대측에 있는 외슬안과 쌍을 이루고 있는 경혈이다. 내슬안과 외슬안이라는 2개의 경혈명은 각각 무릎 안쪽과 바깥쪽에 있고, 무릎을 송아지의 얼굴로 가정하였을 때 눈의 부분과 같이 보이는 것에서 유래되었다.

[경혈 찾는 법] 무릎을 구부려서 의자에 앉았을 때 슬개골의 바로 아래 안쪽에 생기는 오목하게 들어간 부분의 중앙에 있다.

[치료 효과] 무릎 통증에 매우 효과가 있기 때문에 만성관절 류머티즘이나 변형성 무릎 관절 등의 치료에도 이용된다. 또 통증을 완화시키는 것뿐만 아니라 무릎 관절 등에 물이 고이는 경우에도 자주 이용된다.

무릎의 통증 치료에는 노화가 원인인 경우는 무릎의 안쪽이 아픈 경우가 많기 때문에 내슬안을, 몸을 비꼬는 등 생리적인 원인일 경우에는 무릎의 바깥쪽이 아픈 경우가 많기 때문에 외슬안을 자극하면 효과적이다. 내슬안으로의 자극은 지압뿐만 아니라 뜸을 뜨는 것도 효과적이다. 그 외에도 요통 등의 치료에도 이용된다.

161 외슬안(外膝眼)

슬개골을 사이에 두고 반대측에 있는 내슬안과 쌍을 이루고 있는 경혈이다. 내슬안과 외슬안이라고 하는 2개의 경혈은 각각 무릎의 안쪽과 바깥쪽에 있고, 무릎을 송아지의 얼굴로 보았을 때 눈 부분과 같이 보이는 것에서 유래된 경혈명이다.

[경혈 찾는 법] 무릎을 구부려서 의자에 앉았을 때 슬개골의 바로 아래 바깥쪽에 생기는 오목하게 들어간 부분의 중앙에 있다.

[치료 효과] 무릎의 통증에 매우 효과가 있기 때문에 만성관절 류머티즘이나 변형성 무릎 관절 등의 치료에 이용된다. 또 통증을 완화시키는 것뿐만 아니라 무릎 관절 등에 물이 고이는 경우에도 매우 효과가 있다.

골프 등으로 몸의 자세가 흐트러지고 몸을 비틀었기 때문에 무릎이 아픈 듯한 경우에는 무릎의 바깥쪽이 아픈 경우가 많다. 이런 경우에는 외슬안에 자극을 주면 매우 효과가 있다. 외슬안의 자극은 지압뿐만 아니라 뜸도 효과적이다. 그 외에 요통 등의 치료에도 이용된다.

162 양구(梁丘)

「梁」은 집의 지붕을 지탱하고 있는 것을 나타내며 「丘」는 언덕을 의미한다. 무릎을 쭉 펼치면 장경인대(腸脛靭帶)가 솟아오르지만 이 인대는 직립했을 경우에 몸을 지탱하는 중요한 결합조직의 인대이다. 양구라는 경혈명은 이 장경인대가 솟아오른 옆에 있기 때문에 붙여진 이름이다.

[경혈 찾는 법] 슬개골 바깥쪽에서 손가락 2마디만큼 위쪽으로 있고 그곳을 누르면 가는 힘줄이 느껴진다. 무릎을 쭉 펼치면 무릎의 슬개골 바깥쪽에 홈이 생기는데 그 홈을 슬개골의 방향으로 눌러서 올리고, 홈이 끝나는 부분을 손가락으로 강하게 누르면 통증이 전해진다. 그곳이 바로 양구이다.

[치료 효과] 이 경혈은 허벅지나 무릎의 통증에 이용되는 것 외에 위의 급성 증상을 진정시키는 데 매우 효과가 있다. 급성 요통, 위경련의 발작이 있을 때 치료를 하면 매우 편안해진다.

그 외에 다리와 허리 무릎에 생기는 병, 반신불수, 무릎 관절염, 류머티즘, 좌골신경통, 입덧에 의한 위장 증상, 설사 치료에도 사용된다.

신경성 위염, 만성적인 위약(胃弱), 복통 등의 급성 증상일 경우나 설사를 멈추게 하는 데는 뜸을 뜨는 것이 효과적이다.

163 독비(犢鼻)

「犢」은 송아지를 의미하며, 「鼻」는 코를 의미한다. 따라서 슬개골을 이마, 무릎의 양옆을 연결한 힘줄을 송아지의 코에 비유하여 그 슬개 힘줄의 부착부에 있다는 의미에서 이 경혈명이 붙여진 것이다. 「犢」이라는 글자는 송아지라는 의미 이외에 큰 구멍(竇)이라는 의미도 있다.

[경혈 찾는 법] 슬개골과 종아리의 뼈 사이에 있고, 슬개인대 위에 해당하는 곳에 있다. 슬개골을 머리 부분으로 간주해 보면 확실하게 전체가 송아지의 얼굴과 같이 보이고, 무릎의 양쪽에 위치하는 내슬안과 외슬안이 눈이 되고 그 한가운데에 있는 코는 독비가 되는 것이다.

[치료 효과] 이 경혈은 무릎의 관절염, 관절통, 류머티즘 등의 무릎 통증을 비롯해 수종, 각기 등에 효과가 있다. 관절을 삐었을 경우나 무릎의 움직임을 원활하게 하고 싶을 경우에도 이용된다.

164 승부(承扶)

「承」은 돕는다·구한다·힘을 빌려서 지탱한다는 뜻이 와전되어 지탱하여 보호한다·떠맡는다는 의미이다. 「扶」는 돕는다·지킨다·구한다의 의미이다. 따라서 하지의 기능을 돕고 지키는 경혈이라는 의미가 된다.

[경혈 찾는 법] 엎드려 있으면 엉덩이의 근육 바로 아래에 옆주름이 생긴다. 그 주름의 중앙에 있으며 가볍게 누르면 무릎까지 통증이 전해지는 곳이 승부라는 경혈이다.

[치료 효과] 대퇴부의 안쪽에서 음부에 걸쳐서 통증과 결림, 허벅지의 근육이 갑자기 수축되어 끊어질 듯이 아픈 증상, 계속되는 치질, 대변이나 소변보기가 나쁠 경우 등에 이용하면 효과가 좋아진다.

다리에 통증이 있을 때, 엉덩이 아래에 옆주름의 안쪽을 가볍게 누르면 응어리가 생기는 경우가 있다. 이것은 다리의 통증이 있는 곳을 감싸려고 하여 엉덩이 부분의 근육이 피로해지기 때문에 생기는 것이다. 이 응어리를 마사지하거나 지압 또는 뜸을 뜨거나 하여 풀면 다리의 통증이 가벼워진다.

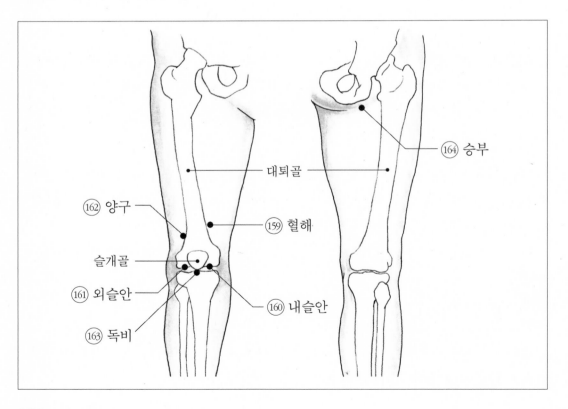

또 승부는 좌골 신경이 골반 속에서 밖으로 빠져 나와서 가는 장소이므로 허벅지 뒤쪽에서 다리 전체에 걸쳐서 아픈 듯한 좌골신경통의 증상에도 매우 효과적이다. 디스크나 허리질환, 좌골신경통에는 여러 차례 이 경혈을 눌러주면 효과가 있다.

165 은문(殷門)

「殷」은 한창이다라는 것에서 와전되어 많다·해당하다·한가운데·친절하고 공손한 모양이다는 의미이다. 한편 「門」은 동양의학에서 말하는 병의 원인으로 생각되는 나쁜 기운이 출입하는 곳이다.

따라서 이 경혈명은 허벅지의 중앙에 위치하고, 나쁜 기운을 물리치는 뛰어난 효과가 있는 경혈이라는 의미가 된다.

[경혈 찾는 법] 허벅지 뒤쪽 중앙에 있는 경혈이며 엎드려서 찾는다. 엉덩이의 근육 바로 아래에 생기는 가로줄의 한가운데와 무릎 뒤쪽의 한가운데를 연결한 선의 거의 중앙에 손가락을 대고 좌우로 움직이려면 세로로 힘줄이 느껴지는 곳이 있다. 그곳이 은문 경혈의 위치이다.

[치료 효과] 은문은 좌골신경통의 특효로서 잘 알려져 있다. 만성 좌골신경통에는 은문에 뜸을 뜨는 것이 매우 효과적이다. 허벅지에서 대퇴부의 통증이나 나른함, 쉬 피곤해지는 경우, 수영할 때 종아리에 생기는 경련 등의 증상에 효과가 있다.

그 외에 허리나 등의 통증, 요통, 다리의 부종, 하지의 마비 등의 치료에도 사용된다.

166 음곡(陰谷)

「陰谷」은 다리 뒤쪽의 골짜기라는 의미이다. 이 경혈이 다리 뒤쪽의 골짜기와 같은 곳 즉, 무릎 뒤쪽에 오목하게 들어간 부분에 있는 것을 나타낸다.

[경혈 찾는 법] 무릎을 반정도 구부리면 무릎 뒤쪽에 옆주름이 생긴다. 음곡은 그 주름의 안쪽 끝, 다리의 엄지발가락쪽의 측면에 있다.

[치료 효과] 이 경혈은 대하가 많은 경우나 임포텐츠 등 남녀의 성기 질환에 매우 효과가 있다. 또한 허벅지의 근육이 갑자기 수축되어 끊어질 듯이 아픈 증상, 무릎 관절염, 류머티즘, 신장 기능의 저하, 정력 감퇴에 의해서 무릎이 덜덜 떨리는 증상의 치료에 자주 사용된다.

매우 놀라면 몸의 힘이 빠져서 맥없이 무너지듯이 주저앉는 경우가 있다. 허리가 빠지는 듯한 상태이지만 이것은 허리가 아니라 무릎에 힘이 빠져버린 것에 의해서 일어나는 현상이다. 이와 같을 때에 음곡을 자극하면 효과가 있다.

그 외에도 서혜 헤르니아(탈장)에 사용되며, 남성의 경우에는 하복부·음낭·음부의 부종, 여성의 경우에는 하복부의 당김이나 생리불순·월경 시의 출혈이 많은 증상 등에 효과가 있다.

167 위중(委中)

「委」에는 위임하다·맡기다·따르다·구부러지다라는 의미가 있다. 「中」은 중앙·한가운데라는 의미이다. 즉, 위중이라는 경혈명은 무릎 관절의 구부러진 곳의 중앙에 있다는 것을 나타낸다.

[경혈 찾는 법] 엎드려서 무릎을 펴면, 무릎 뒤쪽에 있는 옆주름의 중앙에 있다.

[치료 효과] 다리의 통증을 제거하는 데 중요한 경혈이다. 변형성 무릎 관절, 좌골신경통, 요통, 종아리의 경련 등에 뛰어난 효과가 있다. 그 외에 부인과계의 병, 고혈압, 뇌졸중, 류머티즘에도 효과적이다.

변형성 무릎 관절은 중고령자의 여성에게 많은 병으로 이 병에 걸리면 무릎을 감싸기 위해서 종아리 · 다리 · 허리 · 엉덩이 등에 통증이나 피로가 나타난다.

이 경우 원인이 되는 무릎 통증을 치료하는 것이 매우 중요한데 이때 위중의 치료는 매우 효과적이다.

마사지나 지압을 실시할 때는 힘을 너무 가하지 않도록 주의해야 한다. 가볍게 어루만지는 것만으로도 충분한 효과를 발휘할 수 있다.

168 위양(委陽)

「委」는 위임하다에서 와전되어 맡기다 · 따르다 · 구부러지다라는 의미가 있고 「陽」은 음양의 양을 나타낸다. 대퇴부(허벅지)의 바깥쪽을 양, 안쪽을 음이라고 하기 때문에 위양의 양은 이 경혈이 대퇴부의 바깥쪽에 있는 것을 나타내는 것이다. 따라서 위양이라는 경혈명은 무릎 뒤쪽 구부러진 곳의 바깥쪽에 있다는 의미가 된다.

[경혈 찾는 법] 엎드려서 무릎을 펴게 한다. 무릎 뒤쪽에 있는 옆주름의 중앙에서 바깥쪽으로 손가락 2마디만큼 벗어난 곳이 위양이다. 다른 경혈을 기준으로 하면 위중에서 바깥쪽으로 손가락 2마디만큼 벗어난 곳에 있다는 것이다.

또 바로 옆에 대퇴부의 근육과 연결된 힘줄이 있지만 위양은 그 안쪽을 기준으로 해서 찾을 수 있다.

[치료 효과] 등이나 허리가 아프고 무릎 뒤쪽이 아프거나 소변이 잘 나오지 않는 증상, 경련성 통증, 하복부가 딱딱한 증상, 허벅지의 근육이 갑자기 수축되어 끊어질 듯이 아픈 증상, 좌골신경통, 방광염 등의 증상에 매우 효과가 있다.

특히 노화 때문에 무릎 관절의 뼈가 변형되어 무릎 주변의 힘줄이나 근육이 경련 또는 느슨해지거나 하여 피의 순환에 이용되는 경우가 많은 경혈이다.

위양은 마사지와 지압을 병행하여 치료하는 것도 효과가 있지만, 침이나 뜸으로 치료하는 것도 효과를 증대시킨다.

169 곡천(曲泉)

「曲」은 구부린다는 뜻이며 무릎 관절의 구부러진 곳을 나타낸다. 「泉」은 샘물 · 수원(水源)을 말한다. 따라서 곡천은 무릎 관절의 구부러진 곳을 가리키며 심신의 활력이 토대가 되는 에너지가 용솟음치는 곳을 나타내는 것이다.

[경혈 찾는 법] 충분히 다리를 펴면 무릎 안쪽에 오목하게 들어간 부분이 생긴다. 곡천은 이 오목하게 들어간 부분의 중심에 있다.

[치료 효과] 수분, 혈액 등 체액과 관계되는 증상에 효과가 있다. 예를 들면 묽은 변이 나오는 설사일 경우나 두 다리의 사이(股間)가 아프고 소변이 잘 나오지 않는 경우에 이 경혈을 자극하면 증상이 완화된다. 다시 말하면 요도염, 방광염, 임질 등에 의한 배뇨 시의 통증이나 빈뇨, 야뇨증의 치료에 이용된다.

또 혈액순환에 관계되는 증상으로서는 상기되거나 코피 등의 경우에 이용되고, 특히 여성의 월경에 관계되는 증상이나 월경불순, 월경의 양이 이상하거나 불임증을 치료하는 데 이용된다.

그 외에도 여러 가지 병이 원인이 되어 일어나는 다리의 통증과 나른함을 완화시킬 수 있다. 특히 넓적다리 안쪽에서 허벅지에 걸친 통증, 종아리의 통증, 다리를 움직이기 어려운 증상이나 정력 감퇴가 나타날 경우 치료에 효과가 있다.

170 족삼리(足三里)

「三」은 숫자 3으로, 동양의학에서 말하는 「天의 숫자」이며 매우 중요한 행운의 숫자를 의미한다. 「里」라는 글자는 분해하면 田과 土가 되고 벼라는 의미도 포함하고 있다. 그리고 이것이 와전되어 먹는 것과 관계가 있다고 생각되어 위장을 나타내는 것이다. 따라서 위장의 증상과 깊은 관계가 있는 매우 중요한 경혈이라는 의미가 된다.

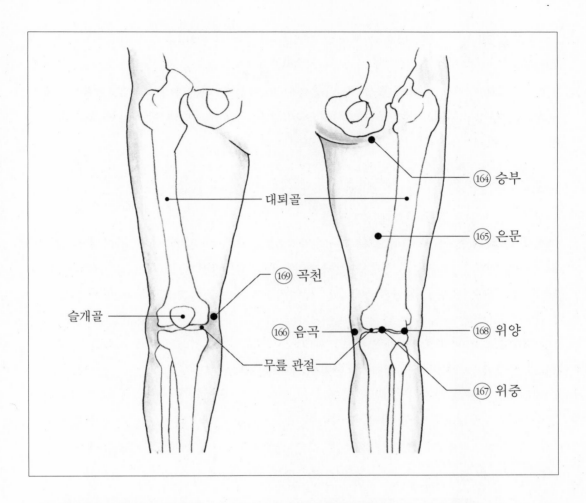

대퇴골

⑯⑭ 승부

⑯⑤ 은문

⑯⑨ 곡천

슬개골

⑯⑥ 음곡 ⑯⑧ 위양

무릎 관절 ⑯⑦ 위중

[경혈 찾는 법] 슬개골의 바로 바깥쪽 아래에 오목하게 들어간 부분에 있는데 이 오목하게 들어간 부분과 바깥쪽 복사뼈의 하단 중앙을 연결한 선으로 오목하게 들어간 부분에서 아래로 손가락 3마디만큼 내려간 곳에 있다.

그 외에도 예를 들면 왼쪽 다리의 경우라면 왼쪽 무릎을 직각으로 구부리고 왼손의 엄지손가락을 왼쪽 슬개골의 위에 두고 집게손가락과 가운뎃손가락을 종아리에 대고 폈을 때 가운뎃손가락의 끝이 닿는 곳에 이 경혈이 있다.

[치료 효과] 매우 넓은 범위에 걸쳐서 효과를 기대할 수 있는 중요한 경혈 중의 하나이다. 위경련, 위염, 위아토니, 위하수, 위가 약해서 일어나는 명치의 통증·트림, 구역질 등의 위질환, 간장·담낭의 증상, 당뇨병에서 오는 몸의 나른함이나 마르는 증상·목의 갈증·부종 등의 증상, 만성적인 설사나 변비 증상, 소화기계의 일반적인 증상이나 대사 이상에 효과가 있다.

다리·무릎·허리의 병에도 효과가 좋고 각기, 각종 신경통, 반신불수, 뇌졸중으로 일어나는 다리나 무릎의 피로, 수영할 때 일어나는 종아리의 경련, 좌골신경통, 허리를 삐끗해서 오는 통증 등의 치료에 유효하다.

또 호흡기의 질환, 심장병으로 체력이 떨어졌을 때에 소화기능을 회복시키고 영향을 보급하기 위해서 이용되는 경우도 있다. 신경 쇠약, 히스테리, 신경증 등의 증상을 완화시킬 때에도 이용된다. 정신적 원인으로 일어나는 임포텐츠의 치료에도 이용되는 경우가 있다.

그 외에도 비후성비염(肥厚性鼻炎), 축농증, 비염, 후각 이상 등 코의 질환, 중풍, 습진, 소아마비, 소아 허약 체질, 야뇨증에도 효과를 나타낸다.

이와 같이 여러 가지 종류의 만성병에 효과가 있는 족삼리는 무병장수의 경혈로서도 알려져 있고 옛날부터 뜸이 유행되었다.

171 음릉천(陰陵泉)

「陰」은 음을 의미하며 「陵」은 언덕을 나타내고 「泉」은 샘물·수원을 가리킨다. 음릉천이라는 경혈명은 음(陰) 즉 다리의 안쪽에 있고 뼈의 약간 높은 언덕과 같은 곳에 있으며 몸을 순환하고 있는 에너지가 용솟음치는 곳이라는 의미가 된다.

[경혈 찾는 법] 안쪽 복사뼈의 위에서 종아리 안쪽을 손가락으로 어루만지면 무릎 근처에 돌출된 굵은 뼈가 만져진다. 그 직전에 음릉천이 있다.

[치료 효과] 넓은 범위의 질환에 효과를 기대할 수 있다. 주로 무릎·허리·다리의 질환, 여성의 생식기, 비뇨기, 위장병에 사용된다. 예를 들면 손발이 차가운 증상, 차가워서 무릎이 아프거나 배가 아픈 증상, 식욕이 없는 경우, 옆구리 주변이 아픈 증상, 숨 쉬기 곤란한 경우, 상기될 경우, 요통, 습진, 부인과의 일반적인 병, 당뇨병, 유뇨증, 폐뇨, 갱년기장애 등에 효과가 있다.

특히 음릉천은 차가운 것이 원인이 되는 증상에 매우 효과가 있다. 혈압에 이상이 있어서 손발이 차갑거나 여성의 냉증, 춥게 잠을 자서 배가 아프거나 설사를 할 경우 등에 이 경혈을 사용한다.

반대로 열이나 부종이 원인이 되는 경우, 일사병으로 두통이 있을 때 등은 양릉천(陽陵泉)으로 치료한다.

172 지기(地機)

「地」는 토지·흙·땅이며 땅은 동양의학에서 말하는 오행의 비장·위를 나타낸다. 「機」는 기계 장치·일의 변화·사물의 중요한 것·기밀이라는 의미가 있다. 즉, 소화기계의 병 등 내장의 기능에 이상이 나타난다는 중요한 의미가 된다.

[경혈 찾는 법] 종아리 안쪽으로 무릎 뒤쪽 옆주름의 높이에서 손가락 5마디만큼 내려간 곳에 있다.

[치료 효과] 정력 감퇴, 대퇴부 신경통, 하지 마비, 각기, 하퇴부 수종, 무릎 관절염 등의 치료에 효과가 있다. 또 대장염, 소화불량, 급성위염, 위궤양, 위산과다증, 당뇨병 등 내장의 병이나 대사에 관계가 있는 병의 치료에도 사용된다.

그 외에 부종으로 인하여 식사를 제대로 넘기지 못하는 경우, 소변이 나오지 않는 경우, 요통, 옆구리의 부종, 정력 감퇴, 심신증, 여성의 복부에 생긴 딱딱한 응어리, 허벅지에서 무릎에 걸친 통증 등의 증상에도 효과가 있다.

173 중도(中都)

「中」은 중독되다라는 뜻이며 「都」는 수도, 와전되어 군(渾)이라는 글자가 지닌 의미로 통하여 물의 힘이 잘 흐르는 것을 나타낸다. 다른 말로는 중극(中郄)이라고 부른다.

[경혈 찾는 법] 발끝을 세워서 발뒤꿈치 아래에서 위로 향하여 다리 뒤쪽을 만지면 갑자기 근육이 부어오르는 곳이 있다. 이 부어오르기 시작한 곳이 아킬레스건과 종아리에 있는 다리의 굵은 근육의 접점이다. 중도는 안쪽 복사뼈의 맨 위를 아킬레스건과 근육의 접점의 높이까지 올라간 곳에 있다.

간단하게 찾을 수 있는 방법으로는 안쪽 복사뼈의 중심에서 위로 향하여 손가락 7마디만큼 올라간 곳을 기준으로 생각하면 된다.

[치료 효과] 만성적인 장의 병이나 복부에 응어리가 있어서 아픈 듯한 경우에 효과가 있다. 또 이 경혈은 생식기계의 증상이 나타날 때에도 효과가 있다.

특히 여성의 경우 산전·후에 출혈이나 대하가 계속되어 멈추지 않거나, 자궁이나 난소의 병으로 출혈이 멈추지 않는 경우에 이용하는 지혈의 특효이기도 하다. 무릎의 통증이 다리 아래쪽까지 전해지는 듯한 경우에도 유효하다.

174 여구(蠡溝)

「蠡」는 나무를 먹는 벌레를 가리키며, 하퇴부의 뼈가 나무의 줄기에 비유되었기 때문에 여구라는 경혈명은 하퇴부를 침범하는 나쁜 기운인 병의 원인이 막힌 홈이라는 의미를 나타내고 있다.

[경혈 찾는 법] 안쪽 복사뼈의 하단에서 손가락 5마디만큼 위쪽으로 근육이 없는 정강이의 뼈 안쪽에 있다. 경골(脛骨, 정강이 뼈) 안쪽 면의 뒤쪽 부분에서 조금 앞쪽으로 찾

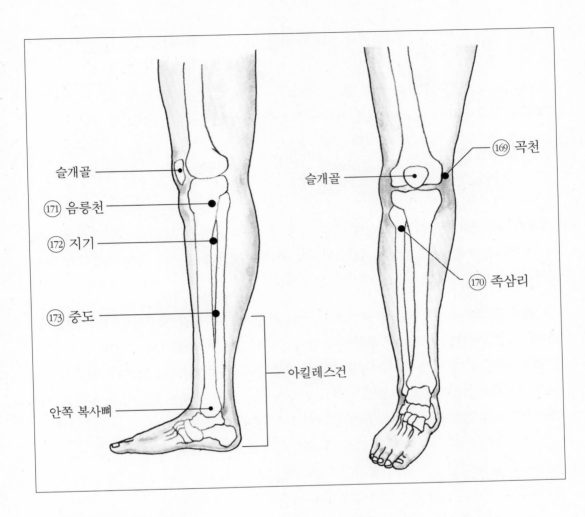

슬개골

⑰ 음릉천

⑰ 지기

⑰ 중도

안쪽 복사뼈

아킬레스건

⑯ 곡천

슬개골

⑰ 족삼리

아보면 쉽게 알 수 있다.

[치료 효과] 전립선염 등 소변이 잘 나오지 않거나, 배꼽 아래가 딱딱하거나, 하복부가 부어서 아픈 증상, 또 하품이 너무 자주 나와서 기분이 나쁘거나, 숨이 막혀서 등이 결리는 증상 등에 효과가 있는 경혈이다.

또 월경불순이나 대하를 멈추게 하는 등 부인과계의 질환에도 매우 좋은 효과를 나타낸다. 그 외에도 여구를 자극하면 간장과 담낭의 기능을 높이는 작용도 한다.

175 승근(承筋)

「承」은 받는다 · 떠맡다 · 받치다 등의 의미가 있고 「筋」은 문자 그대로 힘줄을 의미한다. 따라서 승근이라는 이름은 종아리의 힘줄을 떠받친다는 의미가 되고 이 장소에 병이 생길 경우에 특효 경혈이라는 것을 나타낸다.

[경혈 찾는 법] 엎드렸을 때 종아리가 부어오른 곳으로 무릎 뒤쪽과 발꿈치를 연결한 선상에 있다. 무릎 뒤쪽 중앙에 있는 위중 경혈보다는 손가락 5마디만큼 아래로 내려간 것이다.

[치료 효과] 승근은 수영을 할 때 갑자기 종아리에 경련이 생길 때 매우 효과가 좋은 경혈이다. 해수욕 등으로 인하여 종아리 경련이 일어나면 물에 빠질 공포가 있어서 매우 위험하지만 당황하지 말고 승근 부분을 지압하면 차츰 진정될 것이다. 통증이 심할 경우에는 어루만지는 것만으로도 효과가 있다.

종아리에 경련이 일어나는 증상은 습관이 되는 경우가 있기 때문에 바로 진정이 되었다고 해도 마사지를 하거나 지압, 뜸이나 침으로 꾸준하게 치료를 하는 것이 좋다.

그 외에도 허리에서 등까지 갑자기 아프거나, 변비, 치질, 손발이 마비되어 움직이지 않는 증상, 코피, 구토, 설사 등의 증상에도 효과가 있다.

또 좌골신경통이나 무릎에서 아래로, 종아리 등이 나른할 경우에도 이용된다. 마사지, 지압 이외에도 뜸을 뜨는 치료가 매우 효과적이다.

176 승산(承山)

「承」은 받는다 · 떠맡다 · 받치다 등의 의미가 있고, 「山」은 산 · 언덕 · 산더미 같은 것을 나타낸다. 따라서 승산이라는 이름은 볼록 솟아오른 산 형태의 근육을 떠받치는 의미가 된다.

[경혈 찾는 법] 엎드려서 발뒤꿈치에 있는 아킬레스건을 따라서 종아리의 중앙으로 향하여 더듬어 간다. 힘줄이 부드러운 근육으로 변하는 경계선에 옆으로 움직이는 딱딱한 힘줄이 느껴지는 곳이 승산이라는 경혈이다. 이곳을 강하게 손가락으로 누르면 통증이 느껴진다.

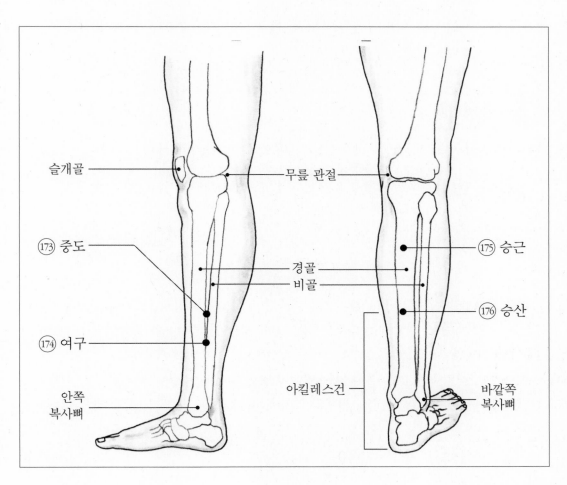

슬개골

무릎 관절

⑰ 중도

경골

비골

⑰ 여구

안쪽
복사뼈

아킬레스건

⑰ 승근

⑰ 승산

바깥쪽
복사뼈

[치료 효과] 수영을 할 때 종아리에 경련이 생기는 것을 비롯하여 다리에 생기는 여러 가지 증상에 좋은 효과가 있다.

다리가 붓거나·아프거나·저리고·경련을 일으키거나·마비가 되어 일어서지 못할 때에는 승산을 치료하는 것이 좋다. 또 무릎 통증의 치료에도 사용된다.

그 외에도 좌골신경통, 요통, 반신불수, 치질, 변비, 너무 살이 쪄서 다리가 무거워지는 느낌이 드는 경우에 효과적이다.

승산은 전문가에 의한 치료는 물론이지만 가정에서도 지압이나 마사지를 실시하면 효과를 높일 수 있는 경혈이다. 다리가 나른할 때, 피곤하여 붓기가 있을 때에 누르거나 주무르면 효과적이다.

177 비양(飛陽)

「飛」는 날다·높다라는 의미이며, 「陽」은 몸의 바깥쪽을 나타낸다.

[경혈 찾는 법] 바깥쪽 복사뼈의 중심에서 손가락 7마디만큼 올라가서 뒤쪽으로 손가락 1마디만큼 옮겨진 곳에 있다.

아킬레스건의 바깥쪽 가장자리를 아래에서 눌러서 올리면 부드러운 근육으로 변하는 곳이 있다. 바로 이곳이 비양이라는 경혈이다.

[치료 효과] 각기로 다리가 저리거나, 종아리나 무릎이 아프고, 발가락을 구부리거나 펼칠 수가 없는 증상, 현기증이 있거나 상기되며, 코가 막히거나 콧물이 나오는 증상에도 매우 효과적이다.

동양의학에서는 배꼽보다 위에 있는 병은 배꼽보다 아래의 경혈을 이용하고, 배꼽보다 아래에 있는 병은 배꼽보다 위의 경혈을 이용하여 치료하는 경우가 있다. 이것은 인간의 상반신과 하반신은 서로 상반되는 기능을 지니고 있고, 서로 컨트롤하려고 하기 때문이며 이는 과학적으로도 증명된 것이다.

지압 상식   장부와 경락은 수도와 호스의 관계

　육장육부를 연결하여 인간의 몸을 순환하고 있는 주된 경락은 정경12경으로 여기에 임맥과 독맥을 합쳐서 14경이다. 이들은 몸을 흐르는 기혈, 즉 경수(經水)라고 불리는 에너지의 통로인 것과 동시에 경혈의 통로이기도 하다.

　경혈은 구멍이 나있다는 것뿐만 아니라 경락의 중요한 곳이라는 의미를 나타내고 있다. 에너지의 흐름이 막혔거나 여러 가지 반응이 나타나는 장소라고 생각해도 좋을 것이다.

경혈을 자극하여 몸의 에너지 흐름을 순조롭게 조정

　경락과 경혈의 관계를 생각할 때 가장 알기 쉬운 방법은 각각의 장부를 「수도(水道)」, 경락을 「수도에 접속되어 있는 호스」라고 생각하는 것이다.

　수도에서 힘 좋게 흘러나온 물은 호스에 이상이 없으면 힘 좋게 계속 흘러갈 것이다. 그러나 호스의 어떤 부분을 누르거나 떨어졌거나 하면 물은 힘이 약해져서 나가기 힘들게 되거나 갑자기 분출하기도 한다. 이 물의 흐름에 비유되는 것이 기혈, 즉 경수라고 불리는 몸의 에너지의 흐름이다. 그리고 누르거나 떨어졌거나 하는 부분이 경혈에 해당된다.

　따라서 체내에 이상이 있어서 물의 힘에 변화가 있을 때, 자연히 경혈에 반응이 나타나기 때문에 반대로 체내에 이상을 제거하는 데는 그 경혈을 자극하면 좋다는 것이 된다.

　따라서 다리에 있는 비양은 다리의 병뿐만 아니라 상기되거나 코가 막히는 증상 등 상반신의 병에도 매우 좋은 효과를 발휘할 수 있다.

178 축빈(築賓)

「築」은 구축하다라는 의미이다. 「賓」은 접대해야 하는 사람·따르다·인도하다라는 의미가 있지만, 「賓」에 「月」을 붙이면 「膑」 즉 다리 종아리, 무릎 아래를 나타내는 글자가 되며 무릎 아래 뼈에 있는 경골(脛骨, 정강이 뼈)이라는 것을 가리킨다.

따라서 축빈이라는 이름은 경골의 뒤쪽이며, 걸으면 근육이 튀어오를 듯이 솟아오른 곳이 있는 중요한 경혈이라는 의미를 나타내고 있다.

[경혈 찾는 법] 안쪽 복사뼈의 중심에서 손가락 5마디만큼 올라간 높이이며, 종아리 뒤쪽 가장자리에서 손가락 1마디만큼 뒤쪽에 있다.

[치료 효과] 상기됨, 차가움, 숙취나 멀미에 의한 구역질이나 구토, 무릎 아래에서 종아리 뒤쪽의 통증, 간질이나 경련, 두통, 요통, 특히 전립선 병이나 설사 등과 같은 하복부의 통증에 이용하면 효과적이다.

또 이 경혈의 주변은 스포츠나 오래 걸은 뒤에 근육의 피로가 힘줄과 같이 고정되어 있고, 수영을 할 때 갑자기 종아리에 경련이 일어나기 쉬운 곳이기도 하다. 이렇게 종아리에 경련이 생길 때는 그 부분을 자주 따뜻하게 하고 나서 근육을 크게 잡듯이 하여 마사지하는 것이 효과적이다.

특히 축빈은 해독의 경혈로 알려져 있다. 어린이의 태독(胎毒, 유아의 얼굴이나 머리에 생기는 피부병)이나 기타 다른 병의 해독에 효과가 있다. 여러 가지 병이 원인이 되어 일어나는 나른함이나 불면, 부종, 피로에서 오는 정력 감퇴에도 효과가 있다.

179 삼음교(三陰交)

비장·간장·신장의 기능에 관련되는 3가지의 경락이 교차하는 중요한 경혈이 삼음교이다.

[경혈 찾는 법] 안쪽 복사뼈의 위에서 손가락 3마디만큼 올라간 뼈 뒤쪽의 가장자리에 있다.

[치료 효과] 여러 가지 증상에 효과가 있다. 특히 다리와 허리가 차가운 증상과 통증을 비롯하여, 부인과계의 병, 남성 생식기병이나 임포텐츠 등에 효과가 있는 경혈로서도 잘 알려져 있다.

부인과계에서는 월경불순, 불임증, 자궁내막증, 대하, 냉증 외에도 갱년기장애에 동반되는 여러 가지 증상 예를 들면 허리의 통증이나 너무 살이 찌거나 너무 말랐을 경우에 매우 효과가 좋은 경혈이다.

그 외에도 당뇨병이나 요도염, 신염, 방광염, 복부의 팽만감, 설사나 변비, 다리 관절통, 하지 마비, 각기, 위염, 장염, 차가워서 생기는 야뇨증 등에도 매우 효과적이다.

옛날부터 삼음교는 남녀 허약 체질이나 위가 약한 증상을 개선하고 건강을 위해서 뜸을 뜨는 경혈로도 알려져 있다. 족삼리와 아울러 심신을 건강하게 하는 경혈로서 자주 사용되고 있으며, 엄지손가락으로 지속적으로 자극을 주면 좋다.

180 태계(太谿)

「太」는 중요하다라는 의미이며, 「谿」는 골짜기 · 계곡 · 크게 움푹 패인 곳을 나타낸다. 따라서 다리의 오목하게 들어간 부분에 있는 중요한 경혈이라는 의미가 된다. 인간의 선천적인 원기라고 불리는 태어나면서 갖는 생명력이 강한지 약한지를 조사하는 것과 동시에 여러 가지 증상의 치료를 실시하는 경혈이기도 하다.

[경혈 찾는 법] 안쪽 복사뼈의 바로 뒤쪽을 집게손가락으로 대고 상하로 움직이면, 다리 뒤쪽 방향까지 통증이 전해지는 곳이 있다. 이곳이 태계라는 경혈이다.

[치료 효과] 수영할 때 갑자기 생기는 종아리의 경련, 다리의 관절을 삐거나 통증 등 다

리의 증상에 효과를 나타낼 뿐만 아니라 전신의 여러 가지 증상에 유효하다.

혈압의 이상으로 일어나는 현기증이나 앉았다가 일어날 때 생기는 어지럼증, 귀의 통증 · 귀울음 · 중이염 등 귓병, 만성적인 관절 류머티즘, 습진 · 두드러기 · 기미 · 주근깨 등의 피부 증상, 전립선비대증, 임포텐츠, 월경곤란증, 월경통, 월경불순, 신염, 방광염, 야뇨증 등의 증상에 효과가 있다. 또한 이 경혈은 신경 · 마음의 동요, 마음이 흥분되어 잠을 잘 수 없는 경우, 상기되거나 손발이 매우 차가운 증상, 기관지염, 목의 부종, 천식, 구토, 변비나 치질 등에도 효과적이다.

181 부류(復溜)

「復」은 반복 · 되풀이하다는 의미가 있으며, 「溜」는 막다 · 고이다는 의미가 있다. 따라서 이 경혈은 나쁜 기운이 되풀이되는 것을 나타낸다.

[경혈 찾는 법] 안쪽 복사뼈의 중심에서 손가락 2마디만큼 올라간 높이이며 아킬레스건의 앞쪽 가장자리에 있다.

[치료 효과] 여성의 경우 차가워서 하복부가 당기는 듯한 통증이 있을 때의 치료에 이용하면 효과가 있다. 따라서 월경통이 심할 경우나 냉증 치료에 효과적이다. 또 이와 같은 부인병에 효과가 있기 때문에 불임증의 치료에도 이용된다. 부인과계의 병에 한해서 위장의 상태가 나빠서 하복부가 당기는 경우에도 유효하다.

그 외에 귀의 통증이나 치통 등을 진정시키는 효과뿐만 아니라 손과 다리의 부종이 있는 경우에도 자주 사용된다.

182 곤륜(崑崙)

「崑崙」은 중국의 신산(神山)으로 곤륜산에서 이름이 유래된 경혈이다. 바깥쪽 복사뼈

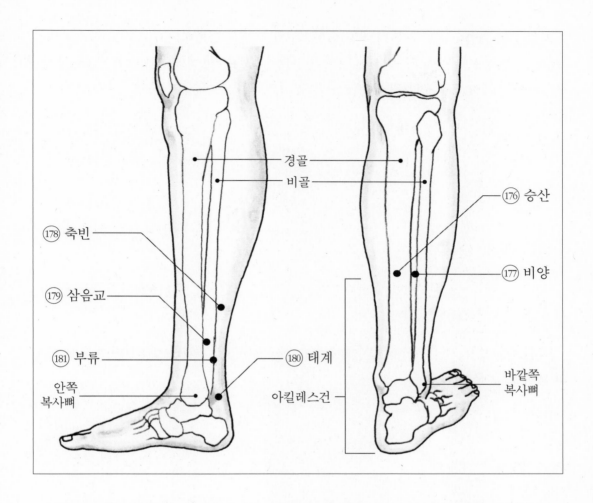

경골
비골
⑰ 승산
⑱ 축빈
⑲ 삼음교
⑰ 비양
⑱ 부류
⑳ 태계
안쪽
복사뼈
바깥쪽
복사뼈
아킬레스건

의 큰 융기를 곤륜산으로 비유하고, 그 바로 기슭에 이르는 바깥쪽 복사뼈의 뒤쪽에 오목
하게 들어간 부분에 있는 경혈이라는 의미가 된다.

곤륜산은 고대 중국에 있어서 사람들의 두터운 숭배를 받은 신화전설상의 신산이다.
더구나 지상에는 없는 천상에 속하는 성역이고 신선의 거처는 곤륜산의 바로 상공에 있
다고 하였다. 또 곤륜산은 천상으로의 통로이고, 황하(黃河)는 여기를 기원으로 한다고
믿고 있었다.

[경혈 찾는 법] 바깥쪽 복사뼈의 상단에 손가락을 대고 뒤쪽으로 비키어 가면 아킬레스건의 앞에 오목하게 들어간 부분을 찾을 수 있을 것이다. 바로 이 오목하게 들어간 부분의 중앙에 곤륜이라는 경혈이 있다.

[치료 효과] 좌골신경통, 다리 관절염, 류머티즘, 관절을 삐었을 때, 아킬레스건의 염증, 다리 통증이나 냉증, 현기증, 구역질, 두통, 어린이의 경련, 코피, 눈의 통증 등 여러 가지 증상에 좋은 효과가 있다.

다른 증상으로는 발이나 복사뼈가 매우 아프거나 발뒤꿈치가 붓거나 다리를 붙일 수 없을 경우, 근육의 경직성 경련, 코막힘이나 콧물이 멈추지 않는 증상 등에 효과를 발휘할 수 있다. 또 어린이의 발열, 설사 등의 증상에 효과가 있다.

183 신맥(申脈)

「申」은 밝다라는 의미이며 「脈」은 경맥의 맥을 나타낸다. 동양의학에서는 몸의 기능에 관계가 있는 경혈의 통로를 경락이라고 부른다. 이 중에서 가로 통로를 경맥(經脈), 세로 통로를 낙맥(絡脈)이라고 하며, 이 경맥과 낙맥에는 심신의 활력이 되는 에너지가 순환하고 있다고 한다.

이 신맥이라는 경혈명은 밝게 경맥에 닿는 곳에 있는 경혈이라는 의미에서 붙여진 것이다. 이 경혈은 중요한 기경팔혈이다.

[경혈 찾는 법] 바깥쪽 복사뼈의 바로 아래이며, 손가락으로 누르면 오목하게 들어가는 부분에 있다.

[치료 효과] 발목의 통증, 오래 서 있을 수 없고 또는 앉아 있을 수 없는 증상, 기분이 동요되어 안정되지 않고, 두통이나 현기증이 나는 증상 등을 완화시키고 제거하는 효과가 있다.

또 다리의 관절염, 류머티즘, 관절의 삠 등의 치료에도 빠지지 않는 경혈이다. 특히 허리와 관계된 질환에는 특효 경혈이다.

184 중독(中瀆)

「中」은 속·적중하다·안·요점 등의 의미가 있으며, 「瀆」은 오탁(汚濁)을 흐르는 개천·탁하다·흐려지다 등의 의미가 있다.

따라서 중독은 대퇴부의 바깥쪽 중앙에 가로로 길게 이어진 홈이 있고, 특히 하지의 병을 치료하는 경혈이라는 것을 나타내고 있다.

[경혈 찾는 법] 대퇴부의 바깥쪽 중심선상에 있다. 대퇴부의 바깥쪽 중심선과 무릎의 위치에서 손가락 5마디만큼 위에 있는 근육의 경계선이 교차하는 곳에 있다.

[치료 효과] 주로 다리 질환에 효과가 있는 경혈이다. 특히 오한이 있어서 대퇴부 바깥쪽 근육의 경계선이 아프거나 근육이 마비되는 경우, 각기 등의 증상 치료에 사용되어 효과를 발휘한다.

또 좌골신경통, 대퇴부의 바깥쪽에서 생기는 신경통, 반신불수, 요통의 치료에도 뛰어난 효과를 기대할 수 있다.

185 양릉천(陽陵泉)

양릉천은 음릉천과 상대적이며, 「陰」이 다리 안쪽에 있는 것에 비해서 「陽」은 바깥쪽에 있는 것을 나타낸다.

옛날부터 배꼽 위에 병이 있을 때는 차가운 증상을 중심으로 한 陰(여기에서는 몸의 중심, 안면)의 증상은 음릉천으로 치료하고, 열이나 부종, 통증 등 陽(여기에서는 몸의 바깥, 표면)의 증상이 생길 경우에는 양릉천으로 치료한다고 알려져 왔다.

다른 이름으로는 근회(筋會)라고도 한다. 근회라는 것은 근육병의 증상으로 다리가 잘 움직이지 않거나 근육에 경련이 일어나거나 하는 상태를 가리키며 이와 같은 증상에 효과가 있다는 의미가 된다.

[경혈 찾는 법] 바깥쪽 복사뼈에서 무릎으로 향하여 맨 위로 만지면서 올라가면 무릎 아래에 비골소두(腓骨小頭)라는 작고 둥근 뼈의 융기가 있다. 그 앞의 바로 아래에 양릉천이 있다.

[치료 효과] 각기, 근육의 경련, 머리 표면의 부종, 다리에 관한 병의 전반에 좋은 효과를 발휘하는 경혈이다.

이뿐만 아니라 좌골신경통, 비골신경통, 소아마비, 요통 등에도 효과가 있으며, 그 외에 명치의 통증이나 습진, 고혈압에도 매우 효과적이다.

186 광명(光明)

「光」은 빛 · 빛나다 · 비추다에서 와전되어 색칠하다 · 윤기 · 유행이다라는 의미이며, 「明」은 밝다 · 분명하다 · 투명하다의 의미가 된다. 즉, 광명은 증상이 분명하게 나타나는 경혈이라는 의미가 된다.

[경혈 찾는 법] 바깥쪽 복사뼈 중앙의 가장 높은 곳에서 맨 위로 손가락 5마디만큼 올라간 곳에서 찾을 수 있다. 또 그 주변에 2개의 근육이 지나가는 것을 알 수 있는데 이 근육 사이에 광명이라는 경혈이 있다.

[치료 효과] 열은 있는데 땀이 나지 않거나 열이 체내로 쌓이는 등 머리 부분에 증상이 있을 때에 효과가 있다. 또 백내장 · 시력 감퇴에 의한 눈의 병, 특히 노이로제, 다리의 신경통 · 마비 치료에도 자주 사용된다.

현종(懸鐘)

현종의 「懸」은 매어 달다라는 의미이다. 옛날 중국에서 어린이들이나 춤추는 여자들이
종 모양을 한 방울을 발목의 이 장소에 매달았기 때문에 현종이라고 불리게 된 것이다.

다른 이름으로는 절골(絶骨)이라고도 한다. 이 경혈은 뼈 위에 있고 뼈 속에 기운이 많
이 모이는 곳으로 알려져 있다.

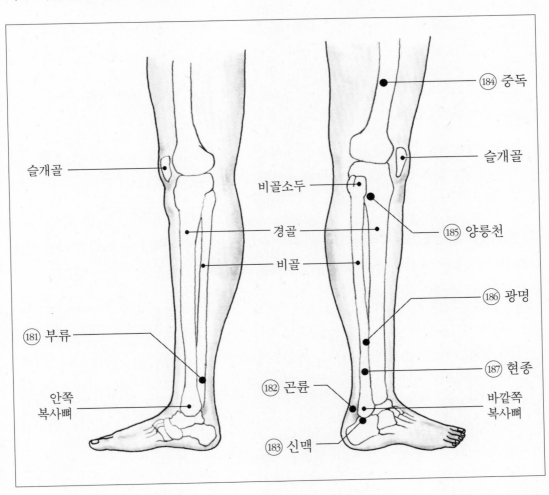

[경혈 찾는 법] 바깥쪽 복사뼈의 중앙, 가장 높은 곳에서 맨 위로 손가락 3마디만큼 올라간 곳에 있다. 비골 위에 있으며 근육에는 닿지 않고 직접 뼈를 느낄 수 있다.

간단하게 찾는 방법으로는 바깥쪽 복사뼈의 가장 상단에 손가락 4개 정도를 가지런하게 놓으면 오목하게 들어간 부분에 닿는데 그곳이 현종이라고 생각하면 될 것이다.

[치료 효과] 배가 당기고, 위가 메슥거려서 식욕이 없어지거나, 각기로 다리가 나른하여 움직일 수 없는 증상에 효과가 있는 경혈이다.

또 다리나 등의 신경통이나 마비, 중풍, 반신불수 등에도 사용된다. 그 외에 치질의 출혈이나 뇌내 출혈, 코피, 뒷목의 결림, 위의 상태가 약해졌을 경우에도 효과가 있다.

188 구허(丘墟)

「丘」는 언덕·높이·크게 된다·모인다 등의 의미가 있고, 「墟」는 언덕·옛 성터·계곡을 가리킨다. 따라서 구허라는 경혈명은 바깥쪽 복사뼈를 언덕(丘)으로 보았을 때에 생기는 오목하게 들어간 부분의 중앙에 있는 중요한 경혈이라는 것을 의미한다.

[경혈 찾는 법] 바깥쪽 복사뼈의 앞쪽 아래에 있는 경혈이다. 발끝을 아래로 향하고 발목을 힘껏 펼치면 바깥쪽 복사뼈의 앞쪽 아래에 오목하게 들어가는 부분이 생긴다. 구허는 그 오목하게 들어간 부분의 중앙에 있다. 이 경혈을 손가락으로 세게 누르면 통증이 느껴진다.

[치료 효과] 다리의 근육이 말라서 혈액순환이 나쁘거나, 혈액순환이 나쁜 탓에 앉았다가 일어서는 것이 편안할 수 없는 증상, 고관절 통증, 수영할 때 갑자기 종아리에 생기는 경련 등의 증상에 효과가 있다. 또 목덜미의 뻐근함, 옆구리가 심하게 아플 경우에도 증상을 완화시키는 효과가 있다.

그 외에 다리의 관절을 삐었거나, 현기증, 앉았다가 일어설 때 생기는 어지럼증, 좌골신경통, 요통, 만성 담낭염, 담석증 등의 치료에도 이용되고 있다.

189 여태(厲兌)

「厲」는 심하다·격하다는 의미가 있지만, 「厲」자에 力자를 더하면 「勵」자가 되어 격려하다·북돋우다는 의미가 된다. 「兌」는 기쁘다·통하다·모인다는 뜻으로 이것에 金자를 첨가하면 「銳」자로 예리하다는 의미가 된다.

따라서 여태는 증상에 예리한 통증을 느낄 때, 그것을 제거하여 원기를 찾고 병에 걸린 사람을 북돋워주는 경혈이라는 의미가 된다.

[경혈 찾는 법] 둘째발가락의 발톱 뿌리부분에 있다

[치료 효과] 여러 가지 증상에 이용하면 효과가 있는 경혈이다. 명치에서 배에 걸쳐서 당기고 아프며, 구역질이 나거나 하는 위장 증상을 비롯하여 부종이 있는데 열이 나지 않거나, 오한이 있어서 식욕이 없는 증상, 머리가 붓거나 다리가 아프고 목에서 윗니에 걸친 통증 등의 증상에 효과가 있다.

특히 황달이거나 복막염 때문에 복수(腹水)가 고이는 경우, 당뇨병, 안면 신경마비, 편도선 비대증 등의 치료에 사용해도 효과가 있다.

190 대돈(大敦)

「大」는 중요하다·중요시하다라는 의미가 있고, 「敦」은 몸의 에너지가 막혀서 흐르지 않는 상태를 말한다. 따라서 대돈이라는 경혈명은 이 중요한 부분에 몸의 에너지 흐름이 막혀 버리거나 나쁜 기운이 모이는 곳이라는 의미가 된다.

[경혈 찾는 법] 엄지발가락의 발톱 부분에 있다.

[치료 효과] 배 옆부분에서 하복부, 하퇴부 안쪽에 걸친 통증, 마음의 통증, 졸도, 간질, 명치의 통증, 고환이 올라가서 아프거나, 고환이 붓는 증상, 어린이의 경련, 야뇨증, 요실금 등에도 효과가 있다.

특히 자궁에서의 출혈, 자궁탈 등의 부인과계 병, 정소염 등 남성 성기의 병, 히스테리 발작 등에 좋은 효과가 있다. 또 대돈은 여러 가지 경련의 급성 치료에 이용하면 효과가 있다.

191 내정(內庭)

「內」는 속·가운데·방·있다라는 의미가 있으며, 「庭」은 정원을 가리킨다. 따라서 내정이라는 경혈명은 엄지발가락 옆의 둘째발가락과 셋째발가락의 안쪽(사이)으로, 발가락을 벌리면 정원과 같이 넓어지는 곳으로 경혈이 있는 장소를 나타내는 것이다.

[경혈 찾는 법] 경혈명의 설명과 같이 발등에서 둘째와 셋째발가락의 경계선에 있다.

[치료 효과] 다리나 무릎의 통증, 마비, 경련 등의 증상 치료에 이용되며 각기, 열에 의한 병 등에도 효과가 있다.

또 일반적으로 위장이 약해서 배가 당기거나 설사하는 증상을 치료하는 데 효과가 있다고 한다. 그 외에도 안면의 신경마비, 치통, 노이로제, 손발이 차가운 증상 등에 효과적이다.

이 경혈은 어른이나 아이에게 만성적인 병이 있을 때에는 뜸을 뜨는 치료를 하면 매우 효과를 발휘할 수 있다.

192 태충(太衝)

「太」에는 중요하다라는 의미가 있고 「衝」은 찌르다·통로·다니는 길을 나타낸다.

이 경혈을 포함하여 만지면 동맥의 박동을 느낄 수 있는 곳에 있는 경혈의 이름에는 「衝」자를 자주 사용하게 된다.

[경혈 찾는 법] 엄지발가락과 그 옆의 둘째발가락 사이를 발등을 따라서 눌러 올라가면 2개의 뼈가 붙어 있고 약간 높은 곳이 있는데 바로 그곳이 태충이라는 경혈의 위치이다. 이 경혈은 손가락으로 누르면 동맥의 박동을 느낄 수 있다.

[치료 효과] 이 경혈은 자궁질환, 대하가 많은 경우, 전립선염, 정소염, 요도염 등을 비롯하여 이들 생식기병에 동반되는 하복부나 배 옆부분의 경련, 발이 차가운 증상 등에 효과가 있다.

그 외에 흉막염, 늑간신경통, 현기증, 귀울음, 난청, 시력저하, 요통, 만성 간장병, 습진 등의 치료에도 사용된다.

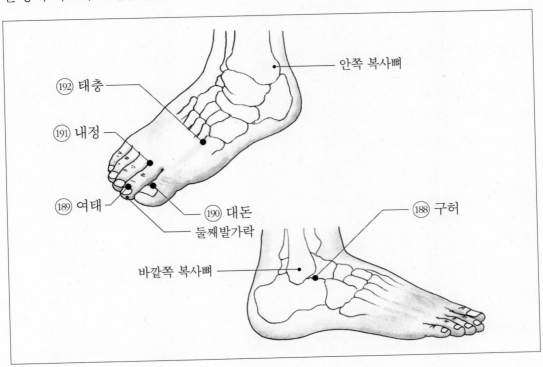

안쪽 복사뼈

⑲ 태충

⑲ 내정

⑱ 여태

⑲ 대돈

둘째발가락

⑱ 구허

바깥쪽 복사뼈

193 충양(衝陽)

「衝」은 다니는 길·사람이 다니는 곳을 가리키며 닿는다·돌진한다 등의 의미가 된다. 또 피부 위에 손가락을 대면 맥박을 느끼는 경혈에는 「衝」이라는 글자가 경혈명에 붙게 된다.

한편 「陽」은 표리의 의미를 지니고 있는 음양의 양을 말하는데 발바닥은 음이고, 발등은 양이 되는 것이다.

따라서 충양이라는 경혈명은 발등에서 맥박이 뛰는 곳이라는 의미가 된다.

[경혈 찾는 법] 발등을 발끝에서 어루만지면서 올라가면 완만한 경사가 조금 급격하게 되는 곳이 있다. 그 부근에서 엄지발가락에서 세기 시작하여 둘째발가락과 셋째발가락 뼈의 접합부보다 약간 발목쪽에 충양이 있다.

[치료 효과] 식욕부진이나 위의 상태가 나쁠 때, 설사 등에 효과가 있으며, 그 외에도 안면의 신경마비, 반신불수, 발이나 등의 부종, 치통, 오한, 열이 나는 등의 증상이 있을 경우에도 효과가 있다.

또 다리가 마비되어 힘이 들어가지 않을 때나 좌골 신경마비의 증상을 치료할 경우에도 이용된다.

194 해계(解谿)

「解」는 풀다·해결하다의 뜻이며, 「谿」는 골짜기·땅이라는 의미가 있다. 따라서 해계는 하퇴부와 발부분이 갈라지는 곳에 산골짜기와 같이 깊고 오목하게 들어간 부분이 있는 것을 가리킨다.

[경혈 찾는 법] 발목의 관절 앞면 중앙에 위치하는 경혈이다. 발바닥을 바닥에 대고 의

자에 걸터앉아서 가볍게 발끝을 위로 올리면 안쪽 복사뼈 근처에 굵은 힘줄이 나타난다. 다음에 엄지발가락만 위로 올리면 바깥쪽에 힘줄이 생긴다. 이 2개의 힘줄 한가운데에 발목을 구부리면 주름이 생기는 곳이 해계 경혈이다.

[치료 효과] 해계는 넓은 범위의 질환에 효과가 있는 경혈 중의 하나이고, 국소적인 치료에는 발의 관절을 삐었거나, 관절염, 류머티즘에 효과가 있다.

발이 부어서 아프거나 현기증이 나는 경우, 또 안정피로(눈의 피로) 때문에 시력이 떨어지거나 시야가 좁아지는 증상, 기분이 나쁘거나 두통, 얼굴의 부종, 변이 잘 나오지 않는 증상, 종아리가 당기는 등의 증상을 진정시키는 데 매우 효과적이다.

그 외에 위경련이나 복통 등과 같이 복부에서 일어나는 여러 가지 증상에도 효과가 있다. 안면이나 눈의 질환, 뇌신경의 질환인 히스테리, 간질, 다리 근육의 경련, 허리를 삐끗해서 생기는 통증 등에도 효과가 좋다.

또 숨이 답답하거나 기침이 나오거나 차가운 증상에도 사용되는 경혈이다.

195 상구(商丘)

「商」은 장사·서쪽·가을 등의 의미가 있으며, 동양의학에서 말하는 오장의 폐를 가리킨다. 「丘」는 언덕·서쪽이 높고 중앙이 낮은 언덕의 형태·모인다·높다라는 의미가 있다. 이 경우 안쪽 복사뼈를 언덕에 비유하고 그 근처에 있는 경혈을 상구라고 하는 것이다.

[경혈 찾는 법] 발 안쪽 복사뼈의 앞, 뒤쪽의 오목하게 들어간 부분의 중앙에서 찾을 수 있다.

[치료 효과] 상구는 비장과 폐에 병이 생겼을 경우에 효과를 발휘하는 경혈이다. 예를 들면 흉막염, 노이로제, 심장병, 위아토니, 부인병, 위하수 등에 의해서 기침이 나거나

위약, 살갗이 흰 증상, 왠지 모르게 몸이 나른한 증상이 있을 때에 효과가 있다.

　또 대장의 상태가 나쁘면 변을 보고 싶은데도 배변이 되지 않는 증상이 생긴다. 이때는 위에서 소리가 나고, 배가 당기는 상태의 무지근한 배가 되는데 그런 경우에도 상구를 치료하면 매우 효과를 볼 수 있다.

　특히 어린이의 경련을 진정시키는 효과가 있다. 그 외에도 구토, 식욕부진, 두통·머리가 무거운 증상, 전신의 권태감 등에 효과가 있다.

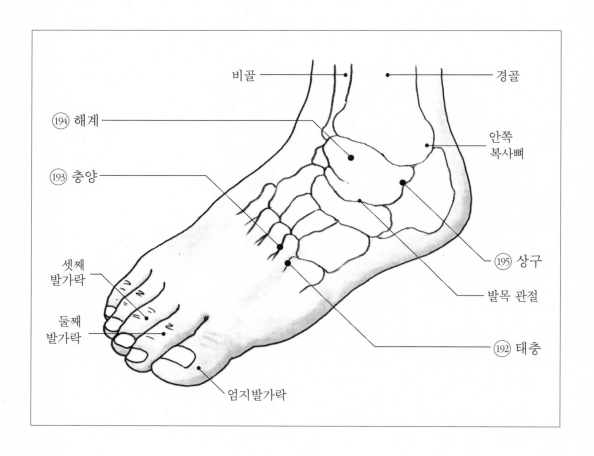

196 조해(照海)

「照」는 비추다 · 햇빛이 비춘다 · 빛난다 · 밝다 · 비치다라는 의미가 있으며, 「海」는 물건과 일이 넓게 모이는 곳을 나타낸다. 즉, 몸에 이상이 있을 때 분명하게 나쁜 기운이 모이는 곳이라는 의미가 된다.

[경혈 찾는 법] 안쪽 복사뼈의 하단에서 맨 아래로 손가락 1마디만큼 내려간 곳에 있는 오목하게 들어간 부분이 조해라는 경혈이다.

[치료 효과] 부인과계의 질환, 특히 월경불순이나 월경과 동반되는 증상에 효과가 있는 경혈이다. 기분이 가라앉지 않거나 왠지 모르게 마음이 무겁다고 느끼는 정신적인 것에서 목의 갈증, 요통, 하복부의 당김, 손발의 나른함, 가슴이 메슥거리거나 구역질 등 육체의 불쾌한 증상까지 매우 효과적이다.

월경불순은 여성에게 일어나는 여러 가지 증상이 원인이 되는 것이다. 작은 일로도 화가 나거나 초조해하거나 하는 것도 월경불순에 의해서 생기는 경우가 많은데 조해는 이와 같은 경우에 효과가 있다. 또 자궁내막증, 자궁의 위치 이상 치료에도 사용된다.

그 외에도 조해는 다리의 나른함, 무거움, 통증 등의 증상을 제거하기 위해서 용천이나 태계와 함께 치료에 이용되는 경혈이다. 다리 관절의 염증이나 발이 차가운 증상, 변비, 편도선염에도 응용된다.

197 지음(至陰)

「至」는 이르다 · 다다르다 · 도착한다는 의미가 있고, 「陰」은 여기에서는 소음(小陰)을 가리킨다. 다리의 소음(새끼발가락)에 이르는 경혈이라는 것이 지음의 의미이다.

[경혈 찾는 법] 새끼발가락의 바깥쪽으로 발톱 부분에 있다.

[치료 효과] 발이 화끈거리거나 차가워지는 증상, 태아의 위치 이상, 분만장애, 난산, 두통·머리가 무거운 증상, 코막힘, 콧물, 가슴·옆구리의 통증, 배뇨 곤란, 임포텐츠, 야뇨증, 변비, 어깨 결림 등에 효과를 볼 수 있다.

특히 비뇨기계의 질환에 매우 효과적이다. 또 신장의 기능이 저하되면 새끼발가락이 딱딱해지고 주무르면 통증이 느껴진다. 이와 같은 경우에는 새끼발가락에 있는 지음을 잘 주물러서 풀어주면 신장 기능이 높아지고 증상이 개선된다.

198 이내정(裏內庭)

「內」는 중·속·방을 의미하며,「庭」은 정원을 나타낸다. 발등에 있는 내정이라는 경혈과는 달리 발바닥에 있기 때문에 이내정이라고 말한다.

[경혈 찾는 법] 둘째발가락을 발바닥쪽으로 구부리고 그 발가락이 발바닥에 닿는 곳이 이내정의 위치가 된다. 발등에 있는 내정 경혈의 거의 뒷면에 위치하고 있다.

[치료 효과] 소화기계의 증상에 효과가 있다. 그 중에서도 특히 위의 통증이나 설사 등의 치료에 이용되고 있다.

199 내용천(內湧泉)

용천이라는 경혈보다 약간 안쪽에 있기 때문에 이와 같은 경혈명이 붙여졌다.

[경혈 찾는 법] 발바닥의 중앙에서 약간 앞쪽으로, 발가락 다섯 개를 구부리면 오목하게 들어간 부분에 있다. 이렇게 들어간 부분은 용천이라는 경혈의 위치이지만 그곳에서 약간 엄지발가락쪽에 있는 것이 내용천의 위치이다.

엄지발가락 끝부분에 볼록하게 나온 부분을 기준으로 하여 찾을 경우에는 발뒤꿈치 선상에 있다.

[치료 효과] 고혈압의 치료에 이용하면 유효한 경혈이다. 특히 좌우 발바닥의 내용천을 주먹으로 교대로 가볍게 100회 정도씩 두드리면 혈압을 내리는 효과가 있다.

그 외에도 바로 옆의 용천도 자극을 함께 하여 발바닥을 주무르면 전신의 피로나 나른함을 완화시킬 수 있다.

200 용천(湧泉)

인간이 태어나면서부터 지니고 있다. 살아가기 위한 에너지가 「泉(샘물)」과 같이 용솟음치는 경혈이라는 것에서 용천이라는 경혈명이 붙여지게 된 것이다. 이 에너지는 여기에서부터 용솟음친 후에 온몸을 순환한다고 말하고 있다.

[경혈 찾는 법] 발바닥에 오목하게 들어간 부분의 중앙에 있다. 발바닥의 중앙보다 약간 앞, 다섯 개의 발가락을 모두 구부리면 오목하게 들어간 부분으로 엄지발가락 옆의 둘째발가락과 셋째발가락의 사이에 ∧모양으로 오목하게 들어간 부분의 안쪽에서 찾을 수 있다.

[치료 효과] 몸의 상태를 조절하고 체력과 스태미나를 증진시키는 효과가 있다. 나른하거나 쉬 피로하거나 하는 증상에는 이 용천을 잘 주무르면 매우 효과적이다.

기분의 동요가 있을 때에는 용천을 자극하여 안정시킬 수 있고, 기분이 흥분하거나 정신적인 피로에 의해서 잠을 잘 수 없을 때에도 유효하다. 또 발작 증상으로 가슴이 두근거리거나 히스테리, 목의 통증 등에도 효과가 있다.

그 외에도 부인과계의 질환이나, 허리 · 하복부 · 다리에 걸쳐서 차가운 증상이나 통증, 상기되는 증상에도 매우 효과적이다.

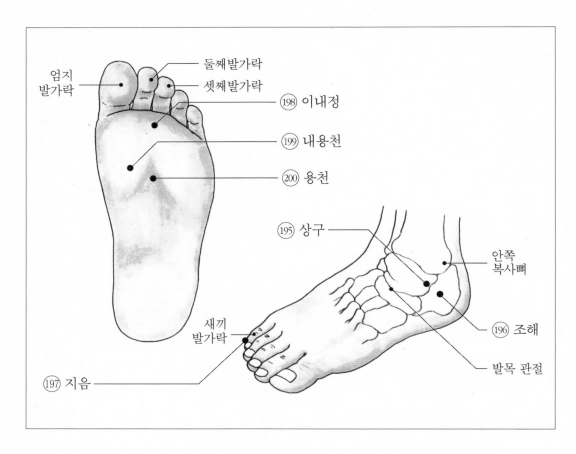

엄지
발가락

둘째발가락

셋째발가락

198 이내정

199 내용천

200 용천

195 상구

안쪽
복사뼈

196 조해

발목 관절

새끼
발가락

197 지음

　　용천의 자극은 혈액순환을 조절하기 때문에 여러 가지 병이 원인으로 일어나는 차가운
증상과 상기되는 증상 등을 완화시킬 수 있다. 따라서 차갑거나 상기되는 증상이 나타나
기 쉬운 고혈압 환자의 치료에 자주 이용되어 효과를 발휘한다. 용천의 자극은 전신에 효
과가 있다.

올바른 지압요법을 위해서는

동양의학의 여러 가지 개념과 긴 역사, 수많은 임상경험에서 나온 지압요법은 올바른 지식을 토대로 실시되어야만 효과를 거둘 수 있다.

장부(臟腑)와 경락(經絡)의 관계나, 많은 연구에 따라서 어떤 병과 증상이 생겼을 때에는 어느 경혈을 사용하면 좋다는 것이 현대에서는 경혈마다 상세하게 알려져 있기 때문에 이것을 올바르게 이해하는 것이 지압요법에서 가장 중요한 부분이라고 할 수 있다.

어느 경혈 하나만을 단독으로 자극하는 것으로는 모두 치료된다는 병이나 증상은 없고, 또 어떤 병과 증상에만 이용하고 다른 병과 증상에는 일체 사용할 수 없다는 경혈은 없다.

몇 개의 경혈이 상승작용을 하면 효과를 발휘하거나, 환부와는 관계가 없을 것이라고 생각되는 부위를 자극한다는 것은 실제로 경락이 연결되어 있어서 효과를 거둘 수 있기 때문이다. 이것이 지압요법의 심오한 진리인 것이다.

예를 들면 여러 가지 치료를 할 때에 등이나 허리의 긴장을 푸는 지압을 덧붙이기라도 하면 경혈의 상승작용을 꾀한 것이라고 할 수 있다.

또 하나의 병이나 증상의 치료 방법으로서 효과적인 경혈이 몇 개 있는데 그럴 경우에도 반드시 모든 경혈을 치료하지 않으면 낫지 않는다는 것은 아니다. 환자의 몸에 반응이 오는 경혈을 정확하게 선택하고 사람마다 각각 맞는 치료를 실시하는 것이 매우 중요한 것이다.

지압요법으로 치료할 때에 압통이나 통증이 있어도 환자 자신이 기분이 좋아지는 느낌이 생기듯이 자극을 주는 것이 중요한 것이다. 올바른 지식을 얻는 것은 물론 필요하지만 지압요법에 있어서는 지식과 함께 사람마다의 개인차나 개성을 고려한 치료법이 더욱 중요한 것이다.

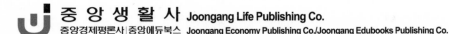

중앙생활사 Joongang Life Publishing Co.
중앙경제평론사 | 중앙에듀북스 Joongang Economy Publishing Co./Joongang Edubooks Publishing Co.

중앙생활사는 건강한 생활, 행복한 삶을 일군다는 신념 아래 설립된 건강·실용서 전문 출판사로서
치열한 생존경쟁에 심신이 지친 현대인에게 건강과 생활의 지혜를 주는 책을 발간하고 있습니다.

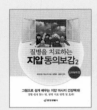

질병을 치료하는 지압 동의보감 2 〈신체부위편〉 〈최신 개정판〉

초판 1쇄 발행 | 2016년 1월 8일
개정초판 1쇄 인쇄 | 2020년 6월 17일
개정초판 1쇄 발행 | 2020년 6월 22일

지은이 | 세리자와 가츠스케(芹澤勝助)
편역자 | 김창환(ChangWhan Kim) · 김용석(YongSeok Kim)
펴낸이 | 최점옥(JeomOg Choi)
펴낸곳 | 중앙생활사(Joongang Life Publishing Co.)

대   표 | 김용주
편   집 | 한옥수 · 유라미
디자인 | 박근영
마케팅 | 김희석
인터넷 | 김회승

출력 | 한영문화사 종이 | 에이엔페이퍼 인쇄 · 제본 | 한영문화사

잘못된 책은 구입한 서점에서 교환해드립니다.
가격은 표지 뒷면에 있습니다.

ISBN 978-89-6141-252-0(03510)

원서명 | 圖解よくわかるツボ健康百科

───────────────────────

등록 | 1999년 1월 16일 제2-2730호
주소 | ㉾ 04590 서울시 중구 다산로20길 5(신당4동 340-128) 중앙빌딩
전화 | (02)2253-4463(代) 팩스 | (02)2253-7988
홈페이지 | www.japub.co.kr 블로그 | http://blog.naver.com/japub
페이스북 | https://www.facebook.com/japub.co.kr 이메일 | japub@naver.com
♣ 중앙생활사는 중앙경제평론사 · 중앙에듀북스와 자매회사입니다.

도서주문 **www.japub.co.kr**
전화주문 : 02) 2253 - 4463

※ 이 도서의 국립중앙도서관 출판시도서목록(CIP)은 서지정보유통지원시스템 홈페이지(http://seoji.nl.go.kr)와
국가자료공동목록시스템(http://www.nl.go.kr/kolisnet)에서 이용하실 수 있습니다.(CIP제어번호: CIP2020022230)

중앙생활사에서는 여러분의 소중한 원고를 기다리고 있습니다. 원고 투고는 이메일을 이용해주세요.
최선을 다해 독자들에게 사랑받는 양서로 만들어드리겠습니다. **이메일** | japub@naver.com